Kohlhammer

Michael Kaess, Romuald Brunner (Hrsg.)

Borderline-Persönlichkeitsstörungen im Jugendalter

Früherkennung und Frühintervention

Verlag W. Kohlhammer

1. Auflage 2016

Gesamtherstellung: W. Kohlhammer GmbH, Stuttgart

Print:
ISBN 978-3-17-024307-1

E-Book-Formate:
pdf: ISBN 978-3-17-024308-8
epub: ISBN 978-3-17-024309-5
mobi: ISBN 978-3-17-024310-1

Inhalt

Vorwort

Die Borderline-Persönlichkeitsstörung hat ihren Beginn in der Kindheit und manifestiert sich im Jugendalter oder im frühen Erwachsenenalter, so der Wortlaut in der ICD-10. Liegen aber bereits in der Adoleszenz Symptome oder Symptomkonstellationen vor, die eine Früherkennung und eine valide diagnostische Klassifikation ermöglichen? Eine valide klinische Diagnostik sowie Klassifikation stellen unabdingbare Voraussetzungen für die Früherkennung und die konsequente Einleitung frühzeitiger Interventionen dar, um dem so gravierenden psychiatrischen Krankheitsbild der Borderline-Persönlichkeitsstörung wirksam entgegentreten zu können. Stehen uns jedoch überhaupt valide und reliable diagnostische Instrumente zur klinischen und klassifikatorischen Beurteilung zur Verfügung? Welche insbesondere psychotherapeutischen Interventionsverfahren können genutzt werden, um die Borderline-Störung im Jugendalter effektiv behandeln zu können? Liegen tragfähige theoretische Modelle zur Entstehung der Borderline-Persönlichkeitsstörung sowie ihrer therapeutischen Interventionen bereits vor und bauen auf ausreichend empirisch gesicherten Forschungsergebnissen auf? Die einzelnen Buchkapitel versuchen auf diese verschiedenen Leitfragen Antworten zu geben.

Schwerpunkt dieses Buches stellt eine erstmalig ausführlich beschriebene Rationale zur Früherkennung und Frühintervention der Borderline-Persönlichkeitsstörung im Jugendalter sowie ihren unabdingbaren Voraussetzungen dar – eine auf standardisierten Instrumenten basierende Diagnostik, die auch die altersspezifischen Besonderheiten der Störung erfasst. Neben dieser Rationale werden auch die Grundprinzipien der Frühintervention im Jugendalter beschrieben sowie die drei der momentan häufigsten umfassenden Psychotherapiekonzepte zur Behandlung von Jugendlichen mit einer Borderline-Persönlichkeitsstörung ausführlich vorgestellt. Gleichzeitig wird die empirische Befundlage referiert unter der Fragestellung, ob diese Ergebnisse schon handlungsanleitend für eine Früherkennung und Frühintervention sein können. Dieses Buch versammelt Beiträge von Klinikern und Wissenschaftlern, die in den letzten Jahren sehr wesentlich zum Verständnis der Genese sowie auch der Diagnostik und Therapie der Borderline-Persönlichkeitsstörung im Jugendalter beigetragen haben.

Wir hoffen, mit diesem Buch vielfältige Anregungen und einen umfassenden Einblick zum aktuellen Kenntnisstand der Entwicklung, Diagnostik und Behandlung der Borderline-Persönlichkeitsstörung im Jugendalter gegeben zu haben und hoffen, dass diese Beiträge nicht nur unser Verständnis für diese schwerwiegende Erkrankung verbessern, sondern auch unseren therapeutischen Handlungsspielraum erweitern können.

Michael Kaess und Romuald Brunner

Heidelberg im November 2015

1 Rationale zur Früherkennung und -intervention der Borderline-Persönlichkeitsstörung

Michael Kaess und Romuald Brunner

Die Borderline-Persönlichkeitsstörung

Die Borderline-Persönlichkeitsstörung zeichnet sich durch ein tiefgreifendes Muster von Instabilität in den Bereichen der Affekte, des Selbstbildes und der zwischenmenschlichen Beziehungen aus. Hinzu kommt ein hohes Maß an Impulsivität einhergehend mit autoaggressiven Symptomäquivalenten (Suizidalität, selbstverletzendes Verhalten, Substanzmittelmissbrauch) und häufig unkontrollierbarer Wut (Falkai et al. 2014). Patienten pendeln in zwischenmenschlichen Beziehungen zwischen den Extremen der Idealisierung und Entwertung des Gegenübers, häufig bemühen sie sich gleichzeitig verzweifelt, ein tatsächliches oder vermeintliches Verlassen werden zu vermeiden. Viele Patienten berichten über einerseits starke und häufig unerklärbare Gefühle des »Druckes« und der »Anspannung«, andererseits über ein »Gefühl der Leere«, welches häufig in engem Zusammenhang mit dem Phänomen der Dissoziation steht, das bei Borderline-Patienten ebenfalls gehäuft beobachtet wird (Brunner et al. 2001).

Bei der Diagnosestellung der Borderline-Persönlichkeitsstörung sind immer auch die allgemeinen diagnostischen Kriterien zu Persönlichkeitsstörungen zu beachten. Nach der derzeit in Deutschland gültigen Klassifikation der World Heath Organisation (WHO), der 10. Auflage der International Classification of Diseases (ICD-10), ist eine Persönlichkeitsstörung gekennzeichnet durch rigide und wenig angepasste Verhaltensweisen, die eine hohe zeitliche Stabilität aufweisen, die situationsübergreifend auftreten und die zu persönlichem Leid und/oder gestörter sozialer Funktionsfähigkeit führen. Es handelt sich also um tief verwurzelte, anhaltende Verhaltensmuster mit starren Reaktionen auf unterschiedliche persönliche und soziale Lebenslagen. Betroffen sind Wahrnehmen, Denken, Fühlen und Beziehungen zu anderen. Hierdurch können die Persönlichkeitsstörungen von vielen anderen psychischen Störungsbildern unterschieden werden (Dilling und Freyberger 2010).

Die Borderline-Persönlichkeitsstörung wird nach der 5. Auflage des Diagnostic and Statistical Manual of Mental Disorders (DSM-5) bei Erfüllung von 5 aus 9 Diagnosekriterien (▶ **Kap. 3**) diagnostiziert, die spezifischen und zeitlich überdauernde Merkmale (sog. »traits«) der Störung darstellen (Falkai et al. 2014). Nach ICD-10 stellt die Borderline-Persönlichkeitsstörung einen von zwei Subtypen der emotional instabilen Persönlichkeitsstörung dar. Die emotional instabile Persönlichkeitsstörung vom Borderline-Typ ist hier gekennzeichnet durch emotionale Instabilität und mangelnde Impulskontrolle (analog zum impulsiven Typ). Zusätzlich kennzeichnet sich dieser Typ durch Störungen des

Selbstbildes, der Ziele und der inneren Präferenzen, durch ein chronisches Gefühl von Leere, durch intensive, aber unbeständige Beziehungen und eine Neigung zu selbstdestruktivem Verhalten mit parasuizidalen Handlungen und Suizidversuchen (Dilling und Freyberger 2010). Aus der phänomenologisch-psychologischen Forschung konnten in den letzten Jahren noch weitere wesentliche Merkmale der Borderline-Persönlichkeitsstörung herausgearbeitet werden. Hierzu gehören eine besondere Empfindlichkeit für Zurückweisung (sog. »rejection sensitivity«), Schwierigkeiten mit Vertrauen und Kooperativität, eine negative Selbst- und Körperwahrnehmung und intermittierende Feindseligkeit (Fonagy et al. 2015).

Die Diagnose der Borderline-Persönlichkeitsstörung im Jugendalter

Heutzutage wird die Borderline-Störung zunehmend als sogenannte »Diagnose der Lebensspanne« bezeichnet (Tackett et al. 2009). Die Diagnose einer Borderline-Persönlichkeitsstörung kann und sollte daher heute auch im Jugendalter gestellt werden (Kaess et al. 2014). Dies wird inzwischen sowohl durch zahlreiche nationale Behandlungsrichtlinien (z. B. NICE-Guidelines in Großbritannien), durch die Sektion 3 des neuen DSM-5 (Falkai et al. 2014) sowie auch durch den Vorschlag für die noch dieses Jahr erwartete ICD-11 (Tyrer et al. 2011) unterstützt.

Jedoch war die Diagnosestellung der Borderline-Persönlichkeitsstörung vor dem Erreichen der Volljährigkeit bis vor einigen Jahren noch wissenschaftlich hoch umstritten (Chanen und McCutcheon 2008), obwohl sowohl DSM-5 als auch ICD-10 klar anerkennen, dass die Persönlichkeitsstörungen in der Kindheit oder Adoleszenz beginnen und in der Regel bis ins Erwachsenenalter andauern. Es galt lange Zeit die Maxime, dass das Stellen der Diagnose einer Persönlichkeitsstörung vor dem Alter von 16 oder 17 Jahren wahrscheinlich unangemessen ist. Noch heute besteht in der klinischen Praxis eine große Zurückhaltung bei der Diagnosestellung dieser Störung, da sich bestimmte Vorbehalte und zum Teil längst widerlegte Grundannahmen hartnäckig halten (Kaess et al. 2014). Diese Vorbehalte sind:

Mangelnde Validität der Borderline-Persönlichkeitsstörung im Jugendalter: Die Lebensphase der Adoleszenz, beginnend mit dem Eintritt in die Pubertät, geht allgemein mit einem erhöhten Maß an Stimmungsschwankungen und einer vermehrten Unsicherheit hinsichtlich der eigenen Identität einher (Brunner und Resch 2008). Zusätzlich zeigen viele Jugendliche auch ein erhöhtes Maß an Impulsivität mit einer deutlichen Neigung zu riskanten und selbstschädigenden Verhaltensweisen (Kaess et al. 2014). Daher entsteht bis heute oftmals der Irrglaube, dass solche »angeblichen« Merkmale der Borderline-Persönlichkeitsstörung im Jugendalter »normativ« sind und sich im Laufe der Adoleszenz wieder verwachsen. Bei den klinisch auffälligen und behandlungsbedürftigen Jugendlichen werden die psychologisch-psychiatrischen Probleme dann oftmals über andere Störungsbilder, klassischerweise die kombinierte Störung des Sozialverhaltens mit depressiver Störung (F92.0 nach ICD-10) erklärt.

Mangelnde Stabilität der Borderline-Persönlichkeitsstörung im Jugendalter: Da die Persönlichkeitsentwicklung bei Kindern- und Jugendlichen noch nicht ausgereift ist, sondern sich im Fluss befindet, werden im Kindes- und Jugendalter eine mangelnde Stabilität der Persönlichkeit und somit auch eine mangelnde Stabilität von Persönlichkeitsstörungen postuliert. In den letzten Jahren gab es zunehmend den Trend, dem Dilemma (Entstehung der Borderline-Persönlichkeitsstörung in der Kindheit und Jugend, aber »Verbot« der Diagnosestellung in diesem Alter) mit dem Begriff der Borderline-Persönlichkeits(entwicklungs)störung zu begegnen.

Nicht-Therapierbarkeit und resultierendes Stigma der Borderline-Persönlichkeitsstörung: Die Borderline-Persönlichkeitsstörung galt lange Zeit als kaum oder nur äußerst schwer therapierbar. Zusätzlich gelten Betroffene, vor allem innerhalb der professionellen Helfersysteme, noch heute als besonders anstrengend und schwierig. Um Jugendliche vor einer ubiquitär stigmatisierten Diagnose, wie der Borderline-Persönlichkeitsstörung, zu schützen, verzichten die meisten Kliniker im Bereich der Kinder- und Jugendpsychiatrie sowie der Kinder- und Jugendlichenpsychotherapie bis heute mit wohlwollender Intention auf die Diagnosestellung.

Evidenz zur Diagnose der Borderline-Persönlichkeitsstörung im Jugendalter

Im vergangenen Jahrzehnt gelang es, oben genannte Vorbehalte nach langer Zeit auch empirisch zu überprüfen. Die Ergebnisse dieser empirischen Überprüfung führten zu interessanten Erkenntnissen und sollen im Folgenden dargestellt werden.

Befunde zur mangelnden Validität der Borderline-Persönlichkeitsstörung im Jugendalter: Inzwischen existieren auch für das Jugendalter Untersuchungen zum Stellenwert der Borderline-Persönlichkeitsstörung und zur Untermauerung deren Validität. Nach neuesten Untersuchungen erfüllen im Alter von 16 Jahren etwa 1-1,5 % der Jugendlichen die Kriterien für das Vollbild einer Borderline-Persönlichkeitsstörung (Johnson et al. 2008). Damit ist die Borderline-Persönlichkeitsstörung eine häufige und wichtige psychische Erkrankung, und dies gilt vor allem für klinische, kinder- und jugendpsychiatrische Settings. Hier besteht eine geschätzte Prävalenz von 11 % im ambulanten (Chanen et al. 2008) und bis zu 50 % im stationären Setting (Grilo et al. 1996).

Bisherige Daten zur Borderline-Persönlichkeitsstörung im Jugendalter zeigen, dass diese deutlich mit einem hohen Maß an Risikoverhalten und Selbstschädigung einhergeht (Kaess et al. 2014), und zwar weit über das normative Maß im Rahmen der Adoleszenz hinaus. So ist die Borderline-Persönlichkeitsstörung nicht nur in hohem Maße mit nicht-suizidalem selbstverletzendem Verhalten (Wilcox et al. 2012) und Suizidversuchen (Yen et al. 2013) im Jugendalter assoziiert, es besteht auch ein deutlich erhöhtes Risiko für Substanzmissbrauch (Kaess et al. 2013) und sexuelles Risikoverhalten (Chanen et al. 2007).

Eine eigene Studie, die jugendliche Patenten mit der Diagnose einer Borderline-Persönlichkeitsstörung mit einer gesunden sowie einer klinischen Kontrollstichprobe verglich, zeigte ganz klar, dass Jugendliche mit einer Borderline-Störung ein höheres Maß an komorbiden psychiatrischen Erkrankungen sowie ein schlechteres psychosoziales Funktionsniveau zeigen, auch im Vergleich mit anderen stationären kinder- und jugendpsychiatrischen Patienten (Kaess et al. 2013). Das hohe Ausmaß an psychiatrischer Komorbidität besteht hier analog zum Erwachsenenalter, wo Komorbidität bei Borderline-Patienten eher als Folge der Persönlichkeitsstörung gesehen wird. Die wenigen bisherigen Längsschnittstudien zeigen auch, dass zumindest dimensional erhobene Borderline-Persönlichkeitspathologie im Kindes- und Jugendalter noch bis zu 20 Jahre später eine deutliche Assoziation mit verschiedensten psychischen Erkrankungen sowie auch einem schlechten Funktionsniveau und reduzierter Lebensqualität aufzeigt (Crawford et al. 2008; Winograd et al. 2008).

Eine Besonderheit der Borderline-Störung im Jugendalter ist auch der deutliche Zusammenhang zu negativen Kindheitserlebnissen, rangierend vom schweren sexuellen Missbrauch bis zum schwierigen und feindseligen Familienklima. In einer eigenen Studie wurde dieser Zusammenhang kürzlich auf seine Spezifität hinsichtlich der Borderline-Persönlichkeitsstörung bei Jugendlichen untersucht. Im Vergleich mit einer klinischen Kontrollgruppe von kinder- und jugendpsychiatrischen Patientinnen zeigte sich bei denen mit Borderline-Persönlichkeitsstörungen ein signifikant höheres Maß an sexuellen Missbrauchserlebnissen, aber auch elterlicher Vernachlässigung und Antipathie, sowie eines reduzierten familiären Funktionsniveaus (Infurna et al. 2015). Auch diese Befunde bestehen analog zum Erwachsenenalter.

Zusammenfassend gibt es inzwischen ausreichend Daten, die die Borderline-Persönlichkeitsstörung im Jugendalter als eine schwere Erkrankung mit einer meist positiven Anamnese für schwerwiegende negative Kindheitserlebnisse, einem hohen Risiko für riskantes und selbstschädigendes Verhalten, einer stark ausgeprägten psychiatrischen Komorbidität, sowie einem besonders reduzierten psychosozialen Funktionsniveau mit ausgeprägten Langzeitfolgen stützen.

Befunde zur mangelnden Stabilität der Borderline-Persönlichkeitsstörung im Jugendalter: Die Arbeitsgruppe um Professor Jennifer Roberts untersuchte bei 205 Kindern aus der Normalbevölkerung (Alter bei Studienbeginn war 8–12 Jahre) die Stabilität von Persönlichkeitsmerkmalen während der Transition ins junge Erwachsenenalter (Beobachtungszeitraum war bis zu 20 Jahre). Sie fanden kohärente Persönlichkeitsmuster mit deutlicher Stabilität über die Zeit, sowie eine durchgehende Assoziation von bestimmten Persönlichkeitsmerkmalen mit erfolgreicher psychosozialer Adaptation (Shiner et al. 2003). Dieselbe Arbeitsgruppe untersuchte in einer Metaanalyse von 92 Studien die Veränderung von Persönlichkeitsmerkmalen (u. a. emotionale Stabilität, Extraversion, Offenheit für Erfahrung, Verträglichkeit) über die gesamte Lebensspanne mit äußerst interessanten Ergebnissen (Roberts et al. 2006):

Von den sechs untersuchten übergeordneten Persönlichkeitskategorien zeigte sich bei vier Kategorien die deutlichste Veränderung im jungen bis mittleren Erwachsenenalter (Alter 20–40 Jahre). Hierbei waren auch die Faktoren emotionale Stabilität und Extraversion, zwei Faktoren die oftmals mit der Borderline-Pathologie in Verbindung gebracht werden. Der Persönlichkeitsfaktor Verträglichkeit veränderte sich erst maßgeblich im höheren Alter. Diese Befund illustrieren zwei Sachverhalte sehr deutlich: Erstens, Persönlichkeit ist über die gesamte Lebensspanne gewissen Veränderungen unterworfen. Zweitens, das Jugendalter stellt keine Phase der besonderen Veränderbarkeit von Persönlichkeit dar.

Überträgt man diese Befunde auf die Diagnostik der Borderline-Persönlichkeitsstörung, so müsste man eigentlich empfehlen, mindestens das 40. Lebensjahr abzuwarten, bevor man eine hohe Stabilität der Persönlichkeit mit ausreichender Sicherheit gewährleisten kann. Besonders Vorsichtige sollten dann allerdings lieber bis zur siebten Lebensdekade warten, da sich hier die Veränderung bei den Persönlichkeitseigenschaften wirklich deutlich verringerte.

Natürlich geht es bei den berichteten Befunden nicht um Persönlichkeitspathologie, sondern um Persönlichkeitseigenschaften im Allgemeinen. Daher führte die Arbeitsgruppe um Professor Andrew Chanen, einem der Pioniere auf dem Gebiet der Früherkennung und Frühintervention von Persönlichkeitsstörungen, eine Studie zur Stabilität von Persönlichkeitsstörungsmerkmalen bei Jugendlichen Patienten durch (Chanen et al. 2004). Diese Studie zeigte, dass sowohl die Zweijahres-Stabilität der kategorialen Persönlichkeitsstörungsdiagnosen als auch die der dimensionalen Persönlichkeitspathologie mit Befunden des Erwachsenenalters vergleichbar war. Für die Borderline-Persönlichkeitsstörung lagen die Werte bezüglich der Stabilität im oberen Drittel unter den Persönlichkeitsstörungen.

Zusammenfassend lässt sich sagen, dass die Borderline-Persönlichkeitsstörung im Jugendalter nicht mehr oder weniger stabil ist als im Erwachsenenalter. Grundsätzlich wissen wir heute, dass Persönlichkeit – und vor allem auch Persönlichkeitsstörung – kein komplett stabiles und unveränderbares Konstrukt ist. Dies gilt jedoch für alle Lebensphasen und ebnet dadurch gerade den Weg für Behandlung und auch Frühintervention.

Befunde zur Hypothese der Nicht-Therapierbarkeit der Borderline-Persönlichkeitsstörung: Es ist inzwischen sehr klar erwiesen, dass die Borderline-Persönlichkeitsstörung behandelbar ist. Im Fokus der Therapie steht bei der Therapie die störungsspezifische Psychotherapie, für die es im Erwachsenenalter schon einen hohen Grad an Evidenz gibt (Stoffers et al. 2012). Hierdurch ergeben sich letztlich auch die Perspektive der möglichen Frühintervention (Chanen et al. 2013), und erste Ergebnisse von Interventionsstudien bei Jugendlichen zeigen ebenfalls vielversprechende Ergebnisse (► **Kap. 4**).

Zusätzlich zur den ersten Wirksamkeitsnachweisen für die Behandlung der Borderline-Persönlichkeitsstörung, geben auch Langzeituntersuchungen von Kohorten erwachsener Borderline-Patienten Anlass zur Hoffnung. In einer Langzeitnachverfolgung von ehemaligen erwachsenen Patienten mit Borderline-Persönlichkeitsstörung erfüllten 85 % der Studienteilnehmer nach zehn Jahren nicht mehr die Diagnosekriterien (Gunderson et al. 2011), und diese Prozentzahl stieg nach 16 Jahren auf 99 % an (Zanarini et al. 2012). Leider geben diese Zahlen keinen Anlass zu übertriebener Euphorie, denn viele dieser Patienten litten weiterhin unter einer Vielzahl psychiatrischer Erkrankungen und zeigten zum Teil ein besorgniserregend niedriges Funktionsniveau und eine stark reduzierte Lebensqualität. Dennoch sprechen diese Befunde ganz klar für eine Veränderbarkeit der Borderline-Persönlichkeitsstörung und weisen zusätzlich darauf hin, dass die vorhandenen Spätschäden einer langjährigen Persönlichkeitsstörung vielleicht durch Frühintervention vermindert werden können.

Warum Früherkennung und Frühintervention bei Borderline-Persönlichkeitsstörungen?

Die Bewegung zur Früherkennung und Frühintervention bei psychiatrischen Erkrankungen orientiert sich stark an den Erfahrungen und der Empirie aus der modernen Krebsbehandlung. In den vergangenen Jahrzehnten sind für viele Krebserkrankungen sowohl die Heilungs- als auch die Überlebensraten dramatisch gestiegen (Allemani et al. 2014). Neben verbesserten Therapien stellt die Früherkennung und -intervention, wie zum Beispiel beim Brustkrebsscreening, einen der wesentlichen Faktoren dieser Entwicklung dar. Nur durch eine frühe Erkennung von Krebserkrankungen, im günstigsten Fall vor einer sogenannten Streuung des Tumors mit anschließender Bildung von Metastasen, kann eine Heilung oftmals ermöglicht werden. Es steht daher inzwischen außer Frage, dass eine frühe Diagnosestellung einer Krebserkrankung notwendig ist, um eine Therapie einzuleiten, bevor es zu weiteren und oftmals irreversiblen Schädigungen durch die fortschreitende Erkrankung kommt. Das Prinzip der Früherkennung und -intervention hat sich derart bewährt, dass es inzwischen auch in den meisten anderen medizinischen Bereichen Anwendung findet.

Das Problem von schwerwiegenden Langzeitfolgen und irreversiblen Schädigungen besteht auch bei psychischen Erkrankungen. Es ist lange bekannt, dass eine Vielzahl der psychiatrischen Volkskrankheiten, wie z. B. der Depression oder der Schizophrenie, eine Neigung zur Chronifizierung haben und in vielen Fällen mit einer langfristig stark eingeschränkten Funktionsfähigkeit und verminderten Lebensqualität einhergehen. Neben der beeinträchtigenden Erkrankung selbst akquirieren die Betroffenen hierbei im Laufe der Erkrankung häufig zusätzliche Probleme, rangierend von zunehmenden neurokognitiven Defiziten bis hin zu massiven sozialen und gesellschaftlichen Beeinträchtigungen. Hinsichtlich einer möglichen langfristigen Schädigung kommt gerade der Phase der Adoleszenz eine besondere Bedeutung zu. Zum einen scheint diese Phase mit einer erhöhten Vulnerabilität für die Entstehung psychischer Erkrankungen einherzugehen, sodass das Erstauftreten psychischer Erkrankungen häufig in diese Lebensphase fällt und die Hälfte aller psychiatrischen Erkrankungen der gesamten Lebensspanne ihren Ausgang im Pubertätszeitraum hat (Kessler et al. 2005). Zum anderen ist die Adoleszenz, neben ausgeprägten hormonellen und neuronalen Entwicklungen, ferner durch eine Vielzahl wesentlicher Entwicklungsaufgaben gekennzeichnet, die in der Transition zum Erwachsenwerden zu bewältigen sind. Zu diesen wesentlichen Aufgaben gehören die Identitätsentwicklung, die Selbstwertregulation und Selbstbehauptung, die Individuation und Autonomie, die Auseinandersetzung mit Intimität und Sexualität, die Ausbildung eines Körperselbst sowie eines sozialen Selbst und die Entwicklung von Lernfähigkeit und Emotionsregulation (Kaess und Resch, 2015). Somit wird schnell deutlich, dass eine manifeste und schwere psychische Erkrankung besonders im Jugendalter das Erreichen wesentlicher Entwicklungsziele gefährden und somit negative Auswirkungen auf den weiteren Lebens- und Krankheitsverlauf haben kann.

Während Früherkennung und Frühintervention bei den schizophrenen Erkrankungen bereits seit Jahren auch in Deutschland zunehmend etabliert werden (Häfner et al. 2012), scheinen die Persönlichkeitsstörungen von diesen »neuen« Entwicklungen der Psychiatrie noch weitgehend ausgenommen. Dabei handelt es sich bei der Borderline-Persönlichkeitsstörung ebenfalls um eine häufige und mit schwersten Langzeitfolgen einhergehende psychische Erkrankung. Anhand einer Langzeitstudie an betroffenen Erwachsenen konnte kürzlich nachgewiesen werden, dass die langfristigen Funktionseinschränkungen in dieser Patientengruppe sogar schwerer sind als bei den meisten anderen psychischen Erkrankungen (Gunderson et al. 2011; Zanarini et al. 2010). Zu diesen Funktionseinschränkungen gehören neben einer Vielzahl von psychischen komorbiden Erkrankungen auch psychosoziale Probleme (z. B. Arbeitslosigkeit, fehlende Partnerschaft, fehlendes soziales Netz) sowie körperliche Erkrankungen. Auch suizidieren sich ca. 10 % aller Patienten mit Borderline-Persönlichkeitsstörung im Laufe ihres Lebens, und das zumeist erst im längeren Verlauf der Erkrankung (Pompili et al.2005; Paris et al. 2001).

Bei welcher Erkrankung mit derart weitreichenden Folgen und hoher Neigung zur *Chronifizierung* würde man also ernsthaft für eine späte Intervention argumentieren?

Eigentlich liegt die Antwort »Bei keiner!« aus unserer Sicht auf der Hand! Interessanterweise sieht die gängige Praxis bei der Borderline-Persönlichkeitsstörung, besonders im Bereich der Kinder- und Jugendpsychiatrie, immer noch ganz anders aus, wie das folgende klassische Fallbeispiel verdeutlicht.

Tamara stellte sich im Alter von 13 Jahren, zusammen mit ihrer Mutter, erstmals bei einer psychologischen Beratungsstelle vor. Sie war im letzten Jahr zunehmend schlechter in der Schule geworden. Auch gäbe es zuhause nur noch Streit zwischen ihr und ihrer Mutter, sodass die beiden inzwischen kaum noch miteinander redeten. Tamara berichtete, dass sie oftmals traurig sei, v. a. weil ihr Vater sich nach der Scheidung der Eltern vor einigen Jahren kaum noch um sie kümmere und weil ihre Mutter sie nur kritisiere und nie zufrieden sei. Bis vor kurzem sei sie dann noch in ihrer vorherigen Schule gemobbt worden, was nun kürzlich zu einem Schulwechsel geführt habe. Hier habe sie jetzt viele Freunde gefunden, daher gehe es auch etwas besser. Vor ca. 12 Monaten habe sie angefangen sich selbst zu verletzen, seitdem ihre Mutter sie vor einigen Wochen dabei erwischt habe, sei die Stimmung zuhause noch schwieriger. Die Mutter berichtete, dass sie gar nicht mehr an Tamara rankomme. Bis vor einigen Monaten sei Tamara sehr belastet durch Mobbing in ihrer alten Schule gewesen. Auf der neuen Schule habe sie nun allerdings die »falschen« Freunde gefunden. Seitdem komme sie ständig zu spät nach Hause, sei auch schon betrunken gewesen und habe sogar begonnen, sich selbst zu verletzen. Besonders ihre neue beste Freundin, Sophie, sei ein sehr instabiles Mädchen aus einer problematischen Familie und damit kein geeigneter Umgang für Tamara.

Tamara und ihre Mutter wurden nach einigen Terminen bei der psychologischen Beratungsstelle letztlich an eine ambulante Psychotherapeutin verwiesen. Diese diagnostizierte bei Tamara zunächst eine Anpassungsstörung und begann mit ihr eine ambulante Gesprächstherapie, zu der Tamara allerdings nur unregelmäßig erschien, sodass diese nach wenigen Wochen mit der Empfehlung einer Vorstellung beim Kinder- und Jugendpsychiater endete.

Nach drei Monaten Wartezeit bekamen Tamara und ihre Mutter dort endlich ihren ersten Termin. Die Lage hatte sich inzwischen weiter zugespitzt. Tamara war in den vergangenen Wochen mehrmals einfach über Nacht weggeblieben. Aufgrund von schlechtem Benehmen und Schule schwänzen habe sie gerade auch einen zweiwöchigen Schulausschluss und liege seither nur noch im Bett. Der Kinder- und Jugendpsychiater diagnostizierte bei Tamara eine mittelgradige depressive Episode und empfahl die Einstellung auf Fluoxetin. Aufgrund der zunehmenden familiären Problematik wurde der Familie ebenfalls eine Vorstellung beim zuständigen Jugendamt empfohlen. Eine ambulante Psychotherapie, so der Arzt, mache derzeit keinen Sinn, da Tamara nicht veränderungsmotiviert sei. Tamara und ihr Mutter verließen die Praxis mit einem Rezept für Fluoxetin und einem Wiedervorstellungstermin in zwei Wochen.

Etwa zehn Tage später hörte die Mutter Tamara im Bad nach ihr rufen. Als sie ins Badezimmer kam, saß Tamara stark blutend auf der Toilette, neben ihr lag die leere Schachtel Fluoxetin. Die Mutter rief sofort Notarzt und Krankenwagen, Tamara wurde in die nächstgelegene Klinik gebracht und dort für 24 Stunden intensivmedizinisch überwacht. Im kinder- und jugendpsychiatrischen Konsil am nächsten Morgen zeigte sich Tamara reuig hinsichtlich ihres Suizidversuchs und klar absprachefähig. Tamara und ihre Mutter hatten ebenfalls ein langes Gespräch und Tamara versprach, sich nun aufgrund ihrer Selbstverletzung und Suizidgedanken doch in ambulante Behandlung zu begeben. Das Fluoxetin wolle sie aber nicht weiterhin nehmen.

Noch während der Wartezeit auf den ersten Termin bei der neuen ambulanten Therapeutin, Tamara war inzwischen 14 Jahre alt, spitzte sich die Lage zuhause erneut zu. Zunächst hatte es mit einer Diät begonnen, doch inzwischen hatte Tamara ganze 10 kg abgenommen. Als ihre Mutter sie dann noch beim Erbrechen auf dem Klo erwischt hatte, war die Situation so eskaliert, dass Tamara von zuhause weggelaufen war. In ihrer Verzweiflung informierte die Mutter die Polizei und ließ nach Tamara fahnden. Nach etwa drei Tagen, Tamara war in letzter Zeit auch kaum noch in der Schule gewesen, wurde sie von der Polizei im Stadtpark aufgegriffen und in die versorgende Klinik für Kinder- und Jugendpsychiatrie gebracht.

Die aufnehmende Dienstärztin empfahl Tamara, zunächst einmal einige Tage auf der Station zu bleiben, was Tamara aber trotzig ablehnte. Im Gegenzug drohte sie der Dienstärztin, dass sie sich umbringen werde, wenn man sie versuchen würde, hier in der Klapsmühle festzuhalten. Aufgrund von unklarer Suizidalität entschied die zuständige Oberärztin schließlich, dass Tamara vorsorglich zurückgehalten würde. Tamara wehrte sich während der Akutaufnahme heftig und musste schließlich auf der Akutstation 5-Punkt fixiert werden.

In den folgenden Tagen beruhigte sich Tamara und begann zunehmend mit der behandelnden Ärztin über ihre Probleme zu sprechen. Allerdings verweigerte sie sich bei anderen Personen des Teams selektiv und fing immer wieder Diskussionen mit dem Pflegepersonal an. Es wurde bei Tamara eine kombinierte Störung des Sozialverhaltens mit depressiver Störung diagnostiziert, obwohl die Begriffe »ganz schön borderlinig«, »emotional instabil« und »spaltend« bereits im Stationszimmer die Runde machten. Da Tamara neben ihren Anspannungszuständen und Schlafstörungen auch über regelmäßiges »Hören von Stimmen« berichtete, wurde bei ihr eine antipsychotische Therapie mit Quetiapin eindosiert. Nach einigen Tagen wurde Tamara freiwillig auf die Psychotherapiestation der Klinik verlegt, wo sie die Therapie aber recht kurzfristig aufgrund eines heftigen Streits mit ihrer Zimmernachbarin gegen ärztlichen Rat abbrach und wieder nach Hause entlassen wurde.

In den folgenden Jahren hatte Tamara noch fünf weitere akutpsychiatrische Aufenthalte in der Klinik, zwei davon nach Suizidversuchen, die anderen drei nach schweren Alkoholintoxikationen. Tamara war nach einigen Monaten in die Jugendhilfenotaufnahme gezogen und hatte seitdem mehrfach zwischen Jugendhilfe und Mutter hin- und hergewechselt. Bis zum Alter von 17 Jahren hatte Tamara noch drei weitere Psychopharmaka (Mirtazapin, Venlafaxin und Lithium) ausprobiert, alle ohne durchschlagenden Erfolg. Auch hatte sie noch zwei weitere therapeutische Aufenthalte in einer psychotherapeutischen Klinik sowie einer psychosomatischen Rehaklinik nach kurzer Zeit abgebrochen.

Das Diagnosespektrum in den Arztbriefen von Tamara (17,5 Jahre alt) war beeindruckend: Anpassungsstörung, Störung des Sozialverhaltens mit depressiver Störung, rezidivierende depressive Störung, bipolare Störung, prodromale Schizophrenie, Hyperkinetische Störung des Sozialverhaltens, Anorexie vom Purging-Typ, Bulimie, Alkoholabhängigkeit, Posttraumatische Belastungsstörung, Generalisierte Angststörung. Während viele der längeren Briefe in Nebensätzen auch die emotionale Instabilität, Identitätsstörung, Beziehungsstörung etc. thematisierten, wurde die Diagnose einer Borderline-Persönlichkeitsstörung bzw. emotional-instabilen Persönlichkeitsstörung vom Borderline-Typ niemals erwähnt.

Im Erstgespräch in unserer Spezialambulanz sagte Tamara: »Ich weiß einfach nicht, was mit mir los ist. Wieso geht mein Leben so den Bach runter? Ich verstehe mich selbst nicht und offensichtlich tut es auch niemand anders. Ich glaube, man kann mir nicht helfen, ich bin einfach nur irgendwie voll gestört!«

Wie auch im Fall von Tamara, haben die meisten professionellen Helfer in der Kinder- und Jugendpsychiatrie natürlich ihre Gründe, die Diagnose der Borderline-Persönlichkeitsstörung nicht zu vergeben. Sie sind nicht etwa gleichgültig oder wollen den Patienten schaden. Vielmehr handeln Kliniker bis heute in der guten Intention, etwas Schädliches und Bedrohliches von ihren jugendlichen Patienten abzuwenden: das Stigma der Borderline-Persönlichkeitsstörung.

Das Stigma der Borderline-Persönlichkeitsstörung

Leider ist die Borderline-Persönlichkeitsstörung mit einem hohen Maß an Stigma behaftet. Dieses Stigma existiert jedoch weniger in der Allgemeinbevölkerung, da die Diagnose der Borderline-Störung hier oftmals gar nicht ausreichend bekannt ist. Das Stigma existiert bei den Patienten selbst (Rüsch et al. 2006), vor allem aber ist die Diagnose der Borderline-Persönlichkeitsstörung innerhalb der professionellen Helfersysteme massiv stigmatisiert (Aviram et al. 2006). Es ist unsere eigene Berufsgruppe, die diesen Patienten eine Vielzahl schlechter Eigenschaften zuschreibt. Borderline-Patienten gelten allgemein als schwer zu therapieren, wenig veränderungsmotiviert und ungemein anstrengend. Zudem »spalten« sie therapeutische Teams (ein Begriff, der das Zusammenspiel von Identitäts- und Beziehungsstörung auf Patientenseite und Kommunikationsproblemen eines großen Teams auf der anderen Seite auf absurde Weise zu einem aktiv, schädlichen Verhalten der Patienten umformuliert), zeigen eine mangelnde Compliance (und machen uns damit hilflos) und bereiten uns durch ihre chronische und intermittierende Eigengefährdung oftmals schlaflose Nächste. Es ist daher nicht verwunderlich, dass gerade die Wohlwollenden unter uns es gerne vermeiden möchten, ihren Patienten dieses Stigma zuzumuten.

Aber können wir das überhaupt auf diese Art und Weise erreichen? Auch wenn wir die Diagnose nicht aufs Papier bringen und auch wenn wir die Diagnose den Patienten gegenüber nicht kommunizieren, so wird in der Praxis doch eine große Anzahl der Diagnosen einer Borderline-Persönlichkeitsstörung im Stationszimmer oder in den Pausenräumen gestellt. Im Mindesten existiert die Diagnose samt ihres Stigmas häufig schnell in unseren Köpfen. Wer hat nicht schon einmal erlebt, dass besonders schwierige oder anstrengende Jugendliche ohne adäquate Diagnostik inoffiziell mit dem Label »Borderline« versehen wurden? In welchem Team muss dieses Label nicht bisweilen zur Erklärung desolater Verläufe herhalten? Können wir das wirklich ändern, indem wir die Diagnose der Borderline-Persönlichkeitsstörung einfach offiziell nicht vergeben? Oder machen wir es damit vielleicht noch schlimmer?

Wer von Ihnen schon einmal Harry Potter gelesen oder angeschaut hat, der wird besonders in den ersten Büchern/Filmen wahrgenommen haben, dass der mächtige, böse Zauberer namens »Lord Voldemort« ausschließlich als »der Name, der nicht genannt werden darf« beschrieben wird. Dieses Tabu bewirkt, dass die Figur für den Leser eine Aura von Angst und Schrecken verbreitet. Warum benennen wir also die Borderline-Persönlichkeitsstörung als die »Störung, deren Namen nicht genannt werden darf«? Verbreiten wir damit nicht nur noch mehr Stigma? Und glauben wir wirklich, dass wir es schaffen, den Patienten glaubhaft eine andere Diagnose zu kommunizieren, während wir im Hinterkopf eigentlich schon längst die phänomenologische Zuschreibung einer Borderline-Symptomatik vornehmen? Beinhaltet das nicht ein hohes Risiko für eine Double-Bind-Kommunikation? Einen Kommunikationsfehler, den wir gerade im Umgang mit dieser Patientengruppe unter keinen Umständen machen sollten.

Sollten wir nicht lieber eine vorsichtige und sehr saubere Diagnostik der Borderline-Persönlichkeitsstörung machen? Und dann mit viel Feingefühl und Psychoedukation, gemeinsam mit den Patienten und deren Angehörigen, die Diagnose vermitteln, um letztlich das Stigma stufenweise abzubauen? Und sollten wir nicht auf Grundlage der gestellten Diagnose die entsprechenden und dringend notwendigen therapeutischen Maßnahmen einleiten sowie unnötige iatrogene Schädigungen (wie zum Beispiel Polypharmakotherapie) vermeiden?

Wir und mit uns eine Vielzahl an internationalen Experten zum Thema Borderline-Persönlichkeitsstörung glauben »Ja« (Chanen et al. 2013; Fonagy et al. 2015; Kaess et al. 2014).

Früherkennung und Frühintervention der Borderline-Persönlichkeitsstörung ist *ethisch* richtig, *evidenz-basiert* und dringend *notwendig*.

Literatur

Allemani C, Weir HK, Carreira H, Harewood R, Spika D, Wang XS, Bannon F, Ahn JV, Johnson CJ, Bonaventure A, Marcos-Gragera R, Stiller C, Azevedo E Silva G, Chen WQ, Ogunbiyi OJ, Rachet B, Soeberg MJ, You H, Matsuda T, Bielska-Lasota M, Storm H, Tucker TC, Coleman MP (2014) Global surveillance of cancer survival 1995-2009: analysis of individual data for 25 676 887 patients from 279 population-based registries in 67 countries (CONCORD-2). Lancet, pii: S0140-6736(14)62038-9.

Aviram RB, Brodsky BS, Stanley B (2006) Borderline personality disorder, stigma, and treatment implications. Harv Rev Psychiatry, 14(5): 249–56.

Brunner R, Parzer P, Resch F (2001) Dissoziative Symptome und traumatische Lebensereignisse bei Jugendlichen mit einer Borderline-Störung. Persönlichkeitsstörungen 5: 4-12.

Brunner R, Resch F (2008) Zur Abgrenzung der Borderline-Persönlichkeitsstörung von schweren Adoleszenzkrisen im Jugendalter. In: Brunner R, Resch F (Hrsg.) Borderline-Störungen und selbstverletzendes Verhalten bei Jugendlichen. Göttingen: Vandenhoeck & Ruprecht. S. 134–146.

Chanen AM, Jackson HJ, McGorry PD, Allot KA, Clarkson V, Yuen HP (2004) Two-Year stability of personality disorder in older adolescent outpatients. J Pers Disorders, 18(6): 526-541.

Chanen AM, Jovev M, Djaja D, McDougall E, Yuen HP, Rawlings D, Jackson HJ (2008) Screening for borderline personality disorder in outpatient youth. Journal of Personality Disorders, 22(4): 353–364. doi:10.1521/pedi.2008.22.4.353

Chanen AM, Jovev M, Jackson HJ (2007) Adaptive functioning and psychiatric symptoms in adolescents with borderline personality disorder. The Journal of Clinical Psychiatry, 68(2): 297–306.

Chanen AM, McCutcheon LK (2008) Personality disorder in adolescence: The diagnosis that dare not speak its name. Personal Ment Health, 2(1): 35–41.

Chanen AM, McCutcheon LK (2013) Prevention and early intervention for borderline personality disorder: current status and recent evidence. Br J Psychiatry Suppl, 54: 24–29.

Crawford TN, Cohen P, First MB, Skodol AE, Johnson JG, Kasen S (2008) Comorbid Axis I and Axis II disorders in early adolescence: outcomes 20 years later. Arch Gen Psychiatry, 65(6): 641–8.

Dilling H, Freyberger HJ (2010) Internationale Klassifikation psychischer Störungen. Bern: Huber Verlag.

Falkai P, Wittchen H-U, Rief W, Saß H, Zaudig M (2014) Diagnostisches und Statistisches Manual Psychischer Störungen – DSM-5. Göttingen: Hogrefe.

Fonagy P, Speranza M, Luyten P, Kaess M, Hessels C, Bohus M (2015) The emergence of adolescent borderline personality disorder. European Child and Adolescent Psychiatry.

Grilo CM, Becker DF, Fehon DC, Walker ML, Edell WS, McGlashan TH (1996) Gender differences in personality disorders in psychiatrically hospitalized adolescents. The American Journal of Psychiatry, 153(8): 1089–1091.

Gunderson JG, Stout RL, McGlashan TH, Shea MT, Morey LC, Grilo CM, Skodol AE (2011) Ten-year course of borderline personality disorder: psychopathology and function from the Collaborative Longitudinal Personality Disorders study. Archives of General Psychiatry, 68(8): 827–837. doi:10.1001/archgenpsychiatry.2011.37

Häfner H, Bechdolf A, Klosterkötter J, Maurer K (2012) Psychosen – Früherkennung und Frühintervention, Der Praxisleitfaden, Schriftenreihe Kompetenznetz Schizophrenie Herausgegeben von Gaebel W, Möller H-J, Buchkremer H, Häfner H, Klosterkötter J, Maier W, Wölwer W. Stuttgart: Schattauer.

Infurna MR, Brunner R, Holz B, Parzer P, Reichl C, Giannone F, Fischer G, Resch F, Kaess M (2015) The specific role of childhood abuse, parental bonding and family functioning in female adolescents with borderline personality disorder. Journal of Personality Disorders

Johnson JG, Cohen P, Kasen S, Skodol AE, Oldham JM (2008) Cumulative prevalence of personality disorders between adolescence and adulthood. Acta Psychiatrica Scandinavica, 118(5): 410–413. doi:10.1111/j.1600-0447.2008.01231.x

Kaess M, Brunner R, Chanen A (2014) Borderline Personality Disorder in Adolescence. Pediatrics, 134(4): 782–793. doi:10.1542/peds.2013-3677

Kaess M, Brunner R, Parzer P, Carli V, Apter A, Balazs JA, Bobes J, Coman HG, Cosman D, Cotter P, Durkee T, Farkas L, Feldman D, Haring C, Iosue M, Kahn JP, Keeley H, Podlogar T, Postuvan V, Resch F, Sáiz PA, Sisask M, Tubiana A, Värnik P, Sarchiapone M, Hoven CW, Wasserman D (2014) Risk-behaviour screening for identifying adolescents with mental health problems. Europe. Eur Child Adolesc Psychiatry, 23 (7): 611-20.

Kaess M, Resch F (2015) Prävention psychischer Störungen in der Adoleszenz und im jungen Erwachsenenalter. In: Rössler, Ajdacic-Gross (Hrsg). Prävention psychischer Störungen. Stuttgart: Kohlhammer.

Kaess M, von Ceumern-Lindenstjerna IA, Parzer P, Chanen A, Mundt C, Resch F, Brunner R (2013) Axis I and II comorbidity and psychosocial functioning in female adolescents with borderline personality disorder. Psychopathology, 46(1): 55–62. doi:10.1159/000338715

Kessler RC, Berglund P, Demler O, Jin R, Merikangas KR, Walters EE (2005) Lifetime prevalence and age-of-onset distributions of DSM-IV disorders in the National Comorbidity Survey Replication. Arch Gen Psychiatry, 62:93–602.

National Collaborating Centre for Mental Health (2009) Borderline personality disorder: treatment and management NICE clinical guideline. London: National Institute for Health and Clinical Excellence.

Paris J, Zweig-Frank H (2001) A 27-year follow-up of patients with borderline personality disorder. Compr Psychiatry, 42(6): 482–7.

Pompili M, Girardi P, Ruberto A, Tatarelli R (2005) Suicide in borderline personality disorder: a meta-analysis. Nord J Psychiatry, 59(5): 319–24.

Roberts BW, Walton KE, Viechtbauer W (2006). Patterns of mean-level change in personality traits across the life course: a meta-analysis of longitudinal studies. Psychological Bulletin, 132(1): 1-25.

Rüsch N, Hölzer A, Hermann C, Schramm E, Jacob GA, Bohus M (2006) Self-stigma in women with borderline personality disorder and women with social phobia. J Nerv Ment Dis, 194(10): 766–73.

Shiner RL, Masten AS, Roberts JM (2003) Childhood personality foreshadows adult personality and life outcomes two decades later. J Pers, 71(60): 1145-1170.

Stoffers JM, Völlm BA, Rücker G, Timmer A, Huband N, Lieb K (2012) Psychological Therapies for people with borderline personality disorder. Cochrane Database Syst Rev, 15(8): CD005652.

Tackett JL, Balsis S, Oltmanns TF, Krueger RF (2009) A unifying perspective on personality pathology across the life span: developmental considerations for the fifth edition of the Diagnostic and Statistical Manual of Mental Disorders. Dev Psychopathol, 21 (3): 687–713.

Tyrer P, Crawford M, Mulder R (2011) ICD-11 Working Group for the Revision of Classification of Personality Disorders. Reclassifying personality disorders. Lancet, 377 (9780): 1814–5.

Wilcox HC, Arria AM, Caldeira KM, Vincent KB, Pinchevsky GM, O'Grady KE (2012) Longitudinal predictors of past-year non-suicidal self-injury and motives among college students. Psychol Med, 42(4): 717–26.

Winograd G, Cohen P, Chen H (2008) Adolescent borderline symptoms in the community: prognosis for functioning over 20 years. J Child Psychol Psychiatry, 49(9): 933–41.

Yen S, Weinstock LM, Andover MS, Sheets ES, Selby EA, Spirito A (2013) Prospective predictors of adolescent suicidality: 6-month post-hospitalization follow-up. Psychol Med, 43(5): 983–93.

Zanarini MC, Frankenburg FR, Reich DB, Fitzmaurice G (2010) The 10-year course of psychosocial functioning among patients with borderline personality disorder and axis II comparison subjects. Acta Psychiatr Scand, 122(2): 103-109.

Zanarini MC, Frankenburg FR, Reich DB, Fitzmaurice G (2012) Attainment and stability of sustained symptomatic remission and recovery among patients with borderline personality disorder and axis II comparison subjects: a 16-year prospective follow-up study. Am J Psychiatry, 169(5): 476–83.

2 Empirische Befunde bei Jugendlichen mit einer Borderline-Persönlichkeitsstörung

Romuald Brunner und Franz Resch

Während die Borderline-Persönlichkeitsstörung im Erwachsenenalter diagnostisch etabliert ist und sich auf empirische Forschungsergebnisse der letzten 20 Jahre stützen kann, liegen bei der Borderline-Persönlichkeitsstörung im Jugendalter erst seit den vergangenen Jahren Forschungsergebnisse vor. Gründe für die verspätete wissenschaftliche Aufmerksamkeit können vielschichtig sein. Vorrangig erscheint die über Jahrzehnte hinweg bestehende Verunsicherung, ob diese Störung bereits im Jugendalter valide diagnostiziert werden kann und ob überhaupt die Vergabe von Persönlichkeitsstörungsdiagnosen vor dem Erreichen des Erwachsenenalters stattfinden sollte. Empirische Untersuchungen konnten jedoch belegen, dass die Diagnose einer Borderline-Persönlichkeitsstörung im Jugendalter ebenso reliabel und valide ist wie im Erwachsenenalter und die gleiche Stabilität in der Adoleszenz im Vergleich mit dem Erwachsenenalter besitzt (Chanen und Kaess 2012). Behandlungsleitlinien vieler Länder oder auch die Sektion 3 im DSM-5 und die in der Entwicklung befindlichen ICD-11-Leitlinien haben die Legitimation dieser Diagnose im Jugendalter übereinstimmend bestätigt.

Prävalenz und Verlauf

Eine epidemiologische Untersuchung, die das Jugendalter mit eingeschlossen hatte, weist auf einen kumulativen Anstieg der Prävalenz von 1,4 % im Alter von 16 Jahren auf 3,2 % im Alter von 22 Jahren hin (Johnson et al. 2008). Untersuchungen zur Prävalenz der Borderline-Persönlichkeitsstörung im Erwachsenenalter nehmen eine Spannbreite von 0,7 % bis 2,7 % in der Allgemeinbevölkerung ein (Coid et al. 2006; Trull et al. 2010). Dabei zeigt sich eine geringfügige Dominanz des weiblichen Geschlechts (Torgersen et al. 2001). Im Gegensatz zu Untersuchungen in der Allgemeinbevölkerung besteht eine deutliche Verschiebung zugunsten des weiblichen Geschlechts in den klinischen Settings des Erwachsenen- wie auch des Jugendalters (Chanen et al. 2008; Grilo et al. 1996). Untersuchungen zum Langzeitverlauf von Patienten mit einer Borderline-Persönlichkeitsstörung, die erstmalig im Jugendalter diagnostiziert wurden, liegen bislang nicht vor. Eine Langzeitkatamnese von Patienten im Erwachsenenalter wies auf eine hohe Remissionsrate (Zehn Jahre nach einer Erstbehandlung) der Borderline-Persönlichkeitsstörung hin (88 %) (Gunderson et al. 2011). Jedoch bleibt ein substanzieller Anteil der Patienten psychiatrisch behandlungsbedürftig. Dabei weisen die meisten eine affektive Störung sowie weitere psychiatrische Auffälligkeiten auf, ohne jedoch das Vollbild einer Borderline-Persönlichkeitsstörung zu erreichen. Auch wird auf einen Symptom- bzw. Syndromshift hingewiesen, vor allem in Richtung von affektiven und substanzbezogenen Störungen. Nachuntersuchungen zeigen mit einer mittleren Katamnesedauer (6 Jahre) eine substanzielle Suizidrate von 4 % (Skodol et al. 2002).

Komorbidität

Wie im Erwachsenenalter besteht eine große Heterogenität im Erscheinungsbild der Borderline-Persönlichkeitsstörung, die durch das Vorliegen komorbider Störungen weiter verstärkt wird und eine Etablierung effektiver Therapiemaßnahmen erschwert. Während auf wissenschaftlicher Basis im Erwachsenenalter Subtypisierungen vorgenommen wurden, stehen solche Untersuchungen bei Jugendlichen mit einer Borderline-Persönlichkeitsstörung noch aus. Innerhalb des Spektrums der erfüllten Diagnosekriterien einer Borderline-Persönlichkeitsstörung dominieren im Jugendalter das Kriterium 4 (Impulsivität), Kriterium 5 (Selbstschädigende Verhaltensweisen) und Kriterium 6 (Affektive Instabilität) (Kaess et al. 2013). Somit steht die affektive und behaviorale Dysregulation neben dem Selbstschädigungsverhalten im Zentrum dieser Störung. Patienten mit einer Borderline-Persönlichkeitsstörung zeigen sowohl im Jugend- als auch im Erwachsenenalter im Vergleich mit anderen Persönlichkeitsstörungen oder umschriebenen psychiatrischen Störungen (Achse I-Störungen) eine exzessive Inanspruchnahme sämtlicher psychiatrischer Settings sowie eine Vorgeschichte mit Gebrauch aller Arten von Psychopharmaka (Bender et al. 2001). Im Vergleich mit einer Gruppe von jugendlichen Patienten mit anderen Persönlichkeitsstörungsdiagnosen zeigen Patienten mit einer Borderline-Persönlichkeitsstörung häufiger Achse-I-Diagnosen sowie häufigere zusätzliche Persönlichkeitsstörungsdiagnosen (Chanen et al. 2007; Kaess et al. 2013). Nach einer neueren Studie (Ha et al. 2014) weisen jugendliche Patienten mit einer Borderline-Persönlichkeitsstörung durchschnittlich 2–3 Achse-I-Diagnosen auf im Vergleich zu jugendlichen Patienten mit anderweitigen psychiatrischen Störungen. Sie unterscheiden sich somit auch im Hinblick der Symptombelastung, die wesentlich den Schweregrad der psychosozialen Funktionseinschränkungen mit bedingen. Die häufigsten komorbid auftretenden Diagnosen sind depressive Störungen, Essstörungen, dissoziative und posttraumatische Störungen sowie Substanzmissbrauchsstörungen (Feenstra et al. 2012). Im Bereich der Achse-II-Störungen zeigen Untersuchungen auch bei der Borderline-Persönlichkeitsstörung im Jugendalter eine gehäufte Koinzidenz mit Persönlichkeitsstörungsdiagnosen primär aus dem Cluster C gefolgt von der paranoiden Persönlichkeitsstörung aus dem Cluster A (Kaess et al. 2013). Die Schwere und Komplexität dieser psychiatrischen Erkrankung legt nahe, dass die Schwierigkeiten, ein adäquates Behandlungsangebot zu etablieren, erheblich sind und eine therapeutische Herausforderung bilden.

Neurobiologie

Während neurobiologische Aspekte bei der Borderline-Persönlichkeitsstörung im Erwachsenenalter vermehrt Gegenstand wissenschaftlicher Untersuchungen in den letzten 15 Jahren waren, stehen grundlagenwissenschaftliche Untersuchungen bei Jugendlichen mit einer Borderline-Persönlichkeitsstörung erst am Anfang. Die bisher nur wenigen vorliegenden Studien (Goodman et al. 2013) beziehen sich insbesondere auf neuropsychologische und bildgebende Untersuchungen. Grundsätzlich erscheinen Untersuchungen am Beginn der Manifestation der Borderline-Persönlichkeitsstörung besonders wertvoll, da Behandlungseffekte und Chronifizierungseffekte, die ihren Niederschlag auch z. B. in morphologischen Prozessen oder Veränderungen der Stressantwortsysteme finden könnten, besonders relevant sind, um biologische Vulnerabilitäten identifizieren zu können (Brunner et al. 2010).

Genetik

Den genetischen Faktoren in der Genese der Borderline-Persönlichkeitsstörung wird bisher nur ein moderater Einfluss zugeschrieben (Kaess et al. 2014). Doch ergaben sich Hinweise, dass bestimmte Temperamentsfaktoren wie negative Emotionalität, Impulsivität und Introversion im Sinne einer genetischen Vulnerabilität die Entstehung oder die Entwicklung einer Borderline-Erkrankung begünstigen könnten (Kendler et al. 2008). Dem Temperamentsmodell Cloningers (1987) folgend, konnte eine Temperamentskonstellation bei Jugendlichen mit einer Borderline-Persönlichkeitsstörung gefunden werden (Kaess et al. 2013), die auch als prototypisch für die Borderline-Störung im Erwachsenenalter angesehen wird (Barnow et al. 2007; Cloninger 1987). Dieses Profil wird im Zusammenhang mit einem sogenannten Approach-Arousal-Konflikt in Verbindung gebracht, der für die von einer Borderline-Störung betroffenen Patienten als charakteristisch angesehen wird. Grundlage der unterschiedlichen Temperamentsausprägungen stellt nach Cloninger und Kollegen (1994) die unterschiedliche Balance bzw. Prädominanz einzelner Neurotransmittersysteme dar (Serotonin, Dopamin, Noradrenalin). So könnte beispielweise eine veränderte Synthese einer dieser biogenen Amine zur Ausgestaltung von Temperamentsfaktoren beitragen, wobei diese wiederum die Basis für eine spezifische Reagibilität auf Belastung und Ausformung einer Psychopathologie darstellen könnte. Die klinisch auffällige Koinzidenz von ausgeprägten externalen Symptomen und internalisierten Symptomen ist bei Jugendlichen mit einer Borderline-Persönlichkeitsstörung charakteristisch und könnte Ausdruck der unterliegenden Temperamentsfaktoren (bzw. der Temperamentskonstellation) und weiterer assoziierter biologischer Faktoren sein (Kaess et al. 2013).

Eine genetische Studie bei Patienten mit einer Borderline-Störung im Erwachsenenalter ergab Hinweise auf eine bedeutsame Gene-Umwelt-Interaktion, sodass Individuen mit einem »sensitiven Genotyp« ein größeres Risiko besitzen, unter belastenden Umweltbedingungen eine Borderline-Persönlichkeitsstörung zu entwickeln (Kendler et al. 2008). Eine Studie fand kürzlich, dass die Stabilität von Borderline-Persönlichkeitstraits in der mittleren und späten Adoleszenz wesentlich durch eine Kombination von genetischen und umweltbedingten (nicht-geteilten) Faktoren beeinflusst erscheint. Untersuchungen zu Kandidatengenen aus dem serotonergen und dopaminergen System haben bisher keine überzeugenden und empirisch hinreichend abgesicherten Ergebnisse erbracht (Chanen und Kaess 2012). Eine einzige Studie bei Jugendlichen postulierte einen Einfluss eines spezifischen Genpolymorphismus (kurzes Allel des 5-HTTLPR) als Risikofaktor für die Entwicklung einer Borderline-Störung (Hankin et al. 2011).

Aufgrund auch fehlender Longitudinalstudien bleibt es weiterhin offen, ob die neurobiologischen Befunde Ursachen, Konsequenzen der Erkrankung oder ein Epi-Phänomen der Erkrankung darstellen (Chanen und Kaess 2012). Aufgrund der Komplexität der Erkrankung bleibt es schwierig, einen biologischen Marker auf die Gesamtheit der Störung zu beziehen. Vielmehr ist derzeit davon auszugehen, dass die erhobenen biologischen Faktoren eher mit einer spezifischen Leitsymptomatik der Störung (Impulsivität oder affektiven Instabilität) assoziiert sind und damit aber nicht den Anspruch auf eine Spezifität für die Borderline-Persönlichkeitsstörung als psychiatrische Entität erheben können.

Vielmehr erscheinen Untersuchungsansätze, die die Kombination von Veränderung in verschiedenen neurobiologischen Systemen in den wissenschaftlichen Fokus nehmen (z. B. die gestörte Affektregulation) vielversprechend. So wurden beispielsweise die gestörte Affektregulation mit neuroanatomischen Dysfunktionen in limbischen und präfrontalen Hirnarealen (»frontolimbisches Dysfunktionsmodell«) in Verbindung gebracht sowie Störungen der Impulskontrolle mit Störungen des serotonergen Systems bzw. einer gestörten Serotoninsynthese und Veränderungen des anterioren Cingulums sowie des orbitofrontalen Cortex.

Bildgebung

Funktionelle Bildgebungsstudien konnten Hinweise auf veränderte cerebrale Mechanismen der Emotionsverarbeitung in zahlreichen Untersuchungen (Krause-Utz et al. 2014) replizieren. Die vorliegenden Studien deuten die Hyperaktivität der Amygdala bei Patienten mit einer Borderline-Persönlichkeitsstörung als neuronales Korrelat der erhöhten emotionalen Reagibilität von Borderline-Patienten. Studien (Herpertz 2011; Herpertz et al. 2001) konnten zum Teil neben der Hyperaktivität des limbischen Systems eine gleichzeitige Deaktivierung präfrontaler Strukturen, die mit der Fähigkeit zur Emotionskontrolle in Verbindung gebracht werden, finden und unterstützen somit das Modell der frontolimbischen Dysfunktion bei Patienten mit einer Borderline-Persönlichkeitsstörung. Das Modell betont eine verringerte kognitive Kontrollfähigkeit (Top-Down-Regulation ist reduziert) bei gleichzeitig ausgeprägter limbischer Aktivierung (Bottom-Up ist erhöht), in deren Folge eine emotionale Dysregulation resultiert. Angenommen wird, dass diese Dysfunktion bzw. Imbalance der gestörten behavioralen und affektiven Regulation zugrunde liegt. Experimentelle

Studien mit der funktionellen Bildgebungsmethode liegen im Jugendalter bislang noch nicht vor, jedoch wenige Untersuchungen zur Morphologie des Gehirns bei Jugendlichen mit einer Borderline-Persönlichkeitsstörung, die interessante Ergebnisse erbrachten:

Während strukturelle Bildgebungsstudien wiederholt Volumenreduktionen in frontolimbischen Netzwerken (Amygdala, Hippocampus, anteriores Cingulum) (Krause-Utz et al. 2014) fanden, zeigten Studien (Chanen et al. 2008; Goodman et al. 2011) bei Jugendlichen mit einer Borderline-Persönlichkeitsstörung Veränderungen des Volumens im orbitofrontalen Cortex sowie im anterioren Cingulum im Vergleich zu gesunden Kontrollgruppen. In einer bildgebenden Studie der Heidelberger Arbeitsgruppe (Brunner et al. 2010) fand sich eine Reduktion des Volumens im orbitofrontalen Cortex auf beiden Hirnhemisphären sowie linkshemisphärisch im dorsolateralen präfrontalen Cortex bei Jugendlichen mit einer Borderline-Persönlichkeitsstörung. Die Unterschiede bestanden jedoch nur im Vergleich mit einer gesunden Kontrollgruppe und nicht gegenüber einer klinischen Vergleichsgruppe, sodass eine Spezifität der Befunde (d. h. eine ausschließliche Gültigkeit dieser Auffälligkeiten nur für die Borderline-Persönlichkeitsstörung) nicht vorliegt (Brunner et al. 2010). Während sich mit der Auswertungsmethodik der voxelbasierten Morphometrie (VBM) keine strukturellen Unterschiede in den limbischen Arealen in dieser Patientenstichprobe fanden, zeigte eine erneute Analyse des Bildmaterials mit Hilfe der sogenannten Freesurfer-Software, einer Auswertungsmethode, die limbische Strukturen genauer erfassen kann, signifikante Unterschiede im Sinne einer Reduktion des beidseitigen Hippocampusvolumens und der rechtsseitigen Amygdala. Da diese Befunde nur gegenüber der gesunden Kontrollgruppe signifikant waren, ist auch hier keine Spezifität zu postulieren, vielmehr erscheint die veränderte Hirnmorphologie in der Gruppe der Borderline-Patienten und den klinischen Kontrollgruppen als potentieller Vulnerabilitätsfaktor für die Genese psychiatrischer Störungen. Jedoch zeigte sich in dieser Stichprobe des Jugendalters (Richter et al. 2014) ein spezifischer Befund im Hinblick auf parietale Regionen (SPG), die in Verbindung mit Wahrnehmungsstörungen gebracht werden könnte (Irle et al. 2007; Völlm et al. 2009).

Jenseits dieser zuvor beschriebenen makrostrukturellen Befunde liegen derzeit zwei mikrostrukturelle Studien vor, die mit Hilfe der diffusionsgewichteten Bildgebung die Integrität der weißen Hirnsubstanz untersucht hatten (Maier-Hein et al. 2013; New et al. 2013). So konnten in der Heidelberger Stichprobe (Maier-Hein et al. 2013) krankheitsspezifische Veränderungen in Nervenfaserverbindungen, die sowohl mit der Emotionsregulierung wie auch Emotionserkennung in Verbindung gebracht werden, gefunden werden. Die Autoren schlossen hieraus, dass bereits bei Jugendlichen mit einer Borderline-Persönlichkeitsstörung umfassende Netzwerkstrukturen der Emotionsverarbeitung gestört sein könnten.

Grundlegende Untersuchungen zu kognitiven Fertigkeiten sowie zu kognitiven Kontrollprozessen als auch zur Emotionserkennung und -verarbeitung waren ebenfalls Gegenstand neuropsychologischer Untersuchungen. Untersuchungen bei Patienten im Erwachsenenalter ergaben keine einheitlichen Befunde, jedoch vermehrt Hinweise auf die Beeinträchtigung nonverbaler exekutiver Funktionen und visuomotorischer Fähigkeiten (Dinn et al. 2004). Studien zur emotionalen Informationsverarbeitung bei jugendlichen Patienten mit einer Borderline-Persönlichkeitsstörung weisen auf inkonsistente Befunde hin. Während z. B. eine Studie (von Ceumern-Lindenstjerna et al. 2010) eine starke Einengung der Aufmerksamkeit auf negative emotionale Reize fand, konnte dieser Befund kürzlich (Jovev et al. 2012) nicht bestätigt werden. Jedoch zeigte sich in der Heidelberger Studie (von Ceumern-Lindenstjerna et al. 2010) mit Verschlechterung der Stimmung eine immer stärkere Einengung der Aufmerksamkeit auf negativ-emotionale Reize als mögliches Indiz für das Fehlen funktionaler Strategien zur Emotionsregulation. Ausgehend von diesem Befund könnte die Entwicklung therapeutischer Strategien, die auf eine Veränderung des Aufmerksamkeitsfokus bei schlechter Stimmungslage zielen, zum Ausstieg aus diesem Circulus vitiosus bezüglich der Verstärkung negativ-emotionaler Zustände hilfreich sein (von Ceumern-Lindenstjerna et al. 2010). Weitere neuropsychologische Untersuchungen bei der Borderline-Persönlichkeitsstörung in der Adoleszenz fanden Hinweise auf Störungen in der sozialen Perspektivenübernahme im Kontext der »Theory of Mind«-Konzeption (Sharp et al. 2011).

Endokrinologie und autonomes Nervensystem

Die klinisch so auffällig erhöhte Stressreagibilität von Jugendlichen mit einer Borderline-Persönlichkeitsstörung, die eng verbunden mit den aggressiven und autoaggressiven Verhaltensweisen erscheint, war Ausgangspunkt für die Untersuchung der Hypophysen-Nebennierenrinden-Achse (HNNA). Sowohl bei erwachsenen Patienten (Nater et al. 2010) als auch in einer Gruppe von jugendlichen Patienten mit repetitivem selbstverletzenden Verhalten (43 % der Gruppe hatte gleichzeitig die Diagnose einer Borderline-Persönlichkeitsstörung erhalten) konnte eine verringerte Cortisolreaktion auf einen experimentell induzierten Stressor erhoben werden. Auch fand eine Bildgebungsstudie vergrößerte Volumina der Hypophyse in einer Gruppe von jugendlichen Patienten und jungen erwachsenen Patienten mit einer Borderline-Persönlichkeitsstörung und häufigen selbstverletzenden Verhaltensweisen (Jovev et al. 2008), was auf eine erhöhte basale Aktivität der HNNA hinweisen könnte. Eine chronische Aktivierung der HNNA könnte analog zu der posttraumatischen Belastungsstörung in einer Hyporesponsivität der HNNA münden und somit Ursache der oben berichteten attenuierten Cortisolreaktion sein.

Untersuchungen zur Reagibilität des autonomen Nervensystems bei jugendlichen Patienten mit einer Borderline-Persönlichkeitsstörung liegen bislang nicht vor. Untersuchungen bei Erwachsenen, die die Reaktivität des physiologischen Systems mit Indikatoren der Hautleitfähigkeit, Herzrate und dem Startle-Reflex untersucht haben, zeigen keine eindeutigen Befunde. Während die Studie von Herpertz et al. (2001) keine Hinweise auf einen Hyperarousal, eine erhöhte affektive Reagibilität oder eine verstärkte Startle-Reaktion fand, zeigte die Studie von Ebner-Priemer et al. (2005) einen gegenteiligen Effekt, wobei eine Subgruppe von Patienten mit vermehrt dissoziativen Erlebensmustern eine deutlich verringerte Startle-Reaktion zeigten. Hypothesen zur Prädominanz des parasympathischen Systems bei Patienten mit einer erhöhten Dissoziationsneigung könnten hier einen Erklärungsansatz darstellen (Sierra & Berrios, 1998).

Schmerzwahrnehmung

Das Ausmaß selbstschädigender Verhaltensweisen bei Patienten mit einer Borderline-Störung hat zur Fragestellung geführt, ob eine gestörte Schmerzwahrnehmung bei der Auslösung oder Aufrechterhaltung dieser Symptomatik mitverantwortlich sein könnte. Eine erhöhte Schmerzschwelle konnte sowohl bei erwachsenen Patienten (Ludäscher et al. 2007) als auch bei jugendlichen Patienten (Ludäscher et al. 2014) mit einer Borderline-Persönlichkeitsstörung gefunden werden. Gleichzeitig fanden sich auch Hinweise bei Untersuchungen an erwachsenen Patienten, dass die Schmerzschwelle bei subjektiv berichteter erhöhter Stressbelastung noch weiter ansteigt (Ludäscher et al. 2007). Jedoch zeigte sich eine deutliche Tendenz zur Normalisierung der Schmerzschwelle bei erwachsenen Patienten mit einer Borderline-Persönlichkeitsstörung, die ihr selbstverletzendes Verhalten beendet hatten im Vergleich zu Patienten mit anhaltendem selbstverletzenden Verhaltensweisen (Ludäscher et al. 2009). Auf neurochemischer Ebene wurden Fehlregulationen im endogenen Opioid-System (EOS) diskutiert (Bandelow et al. 2010), wobei Untersuchungen bei Jugendlichen mit einer Borderline-Persönlichkeitsstörung noch ausstehen. Im Rahmen der Opioid-Hypothese wurde postuliert, dass eine überdauernde verstärkte Aktivität des EOS zur Hypoalgesie führt und die selbstverletzenden Handlungen zur Normalisierung des Schmerzempfindens führen könnten (Ludäscher et al. 2015). Eine funktionelle bildgebende Studie an erwachsenen Patienten mit einer Borderline-Persönlichkeitsstörung ergab im Vergleich zu einer gesunden Kontrollgruppe Hinweise auf eine Dysfunktion der affektiv-motivationalen Komponente der Schmerzwahrnehmung bei intakter Sensorik und Diskrimination. Im Detail bedeutet das, dass die Lokalisation von schmerzhaften Reizen bzgl. der Intensität und Qualität ohne Gruppenunterschiede blieb, sich jedoch eine Deaktivierung des anterioren cingulären Cortex (ACC) und der Amygdala bei gleichzeitiger Aktivierung im dorsolateralen präfrontalen Cortex (DLPFC) fand (Schmahl et al. 2006).

Umwelteinflüsse

In der Genese der Borderline-Persönlichkeitsstörung wurde wiederholt die Bedeutung belastender Lebensereignisse hervorgehoben, wobei das Auftreten multipler traumatischer Erfahrungen in Form von Vernachlässigung, körperlicher Misshandlung und sexuellem Missbrauch während der kindlichen Entwicklung als charakteristisch angesehen wird (Widom et al. 2009). Da abnorme psychosoziale Lebensbedingungen bei einer Vielzahl von psychiatrischen Störungen anzutreffen sind, erscheint es schwierig, Befunde zur Wertigkeit dieser Einflussfaktoren auf die Entwicklung einer Borderline-Persönlichkeitsstörung empirisch zu sichern. Prospektive populationsbasierte Studien (Johnson et al. 1999) weisen auf eine Häufung von Vernachlässigung und Misshandlung in der Vorgeschichte von jungen Erwachsenen mit einer Borderline-Persönlichkeitsstörung hin; jedoch kann auch das vermehrte Auftreten von Persönlichkeitsstörungen (Antisozial/Borderline) und Suchterkrankungen bei den elterlichen Bezugspersonen belegt werden (Johnson et al. 1999). Charakteristischerweise wurde im Vergleich zu anderen Persönlichkeitsstörungen bei Patienten mit einer Borderline-Persönlichkeitsstörung ein Familienklima vorgefunden, dass durch eine aggressiv-feindselige Atmosphäre gekennzeichnet war (Schmeck et al. 2013). Insbesondere weisen prospektive populationsbasierte Studien (Carlson et al. 2009; Crawford et al. 2005; Winsper et al. 2012) darauf hin, dass neben den Belastungsfaktoren wie Vernachlässigung, Misshandlung und sexuellem Missbrauch auch maladaptives elterliches Erziehungsverhalten und ein niedriger sozioökonomischer Status bedeutsame Risikofaktoren für die Entwicklung einer Borderline-Persönlichkeitsstörung darstellen. Die ALSPAC-Studie (Winsper et al. 2012), die insgesamt 6050 Kinder und ihre Mütter erfasste, konnte Borderline-Symptome bei Kindern im Alter von 11 Jahren durch ein ungünstiges familiäres Erziehungs- und Beziehungsverhalten vorhersagen. Eine weitere prospektive Studie (Carlson et al. 2009), die vom Kleinkindalter bis zum jungen Erwachsenenalter zu mehreren Messzeitpunkten die Entwicklung von Borderline-Symptomen untersuchte, fand eine ausgeprägte Assoziation zwischen einer Kombination von Problemen in der Aufmerksamkeit, und Verhaltens- und Emotionsregulation in der Frühadoleszenz mit einer Borderline-Persönlichkeitsstörung im Alter von 28 Jahren. Die Children in the Community Study (Carlson et al. 2009) konnte zudem belegen, dass kindliche Temperamentsfaktoren (Wutanfälle, exzessives Schreien) Borderline-Symptome vorhersagen konnten, wobei jedoch z. B. perinatale Belastungen ohne Einfluss blieben.

Während die Bedeutung familiären Erziehungsverhaltens in der Genese der Borderline-Persönlichkeitsstörung (Belsky et al. 2012) in den letzten Jahren zu einer erhöhten wissenschaftlichen Aufmerksamkeit geführt hat, ist die Bedeutung der Peer-Group bisher nur unzureichend untersucht. So weisen zwei Publikationen (Fisher et al. 2012; Lereya et al. 2013) auf den möglichen Einfluss von Beziehungsschwierigkeiten und Mobbingerfahrungen in der Peer-Group auf die Genese einer Borderline-Persönlichkeitsstörung-Symptomatik hin. Unterstützt werden diese Befunde durch eine prospektive Studie (Wolke et al. 2012), die Mobbingerfahrungen in der Kindheit mit einer Borderline-Symptomatik in der frühen Adoleszenz assoziiert sah. Zusammenfassend erscheint eine Kombination von frühen negativen Kindheitserfahrungen – einschließlich maladaptiven Erziehungsverhaltens – gemeinsam mit biologischen Prädispositionen eine Basis für die charakteristischen Störungen in der Regulierung von Affekt, Impulsen und Verhalten zu begründen.

Vor dem Hintergrund der genetischen Befunde (Belsky und Beaver 2011; Bornovalova et al. 2013) wird das bereits seit 30 Jahren postulierte Stress-Diathese-Modell in der Genese der Borderline-Persönlichkeitsstörung (Linehan 1993) unterstützt, wonach Individuen mit einem »sensitiven« Genotyp in einem belastenden Umfeld einem erhöhten Risiko zur Entwicklung einer Borderline-Persönlichkeitsstörung ausgesetzt sind (Kaess et al. 2014). So konnte die Minnesota Twin Study (Belsky et al. 2012) zeigen, dass genetische Faktoren einen deutlichen Einfluss auf die Entwicklung von Borderline-Symptomen vom 14. bis zum 18. Lebensjahr ausübten; jedoch im fortgeschrittenen Lebensalter (24 Jahre) der Einfluss der geteilten Umweltfaktoren (sozioökonomischer Status, die Eltern-Kind-Beziehung und Peer-Group-Beziehungen) unbedeutend wurde. Die Stabilität der Borderline-Symptome über den Untersuchungszeitraum hinweg erschien damit vorrangig beeinflusst durch eine Kombination von genetischen und nicht-geteilten Umweltfaktoren. Der Befund weist darauf hin, dass Jugendliche mit fortschreitendem Alter eine aktivere Rolle in der Auswahl ihrer Umwelt und Beziehungen einnehmen und damit diese individuell spezifischen Faktoren im Zusammenspiel mit ihrer genetischen Prädisposition einen Einfluss auf ihr Verhalten ausüben (Newnham und Janca 2014). Mögliche Indikatoren/Risikofaktoren in der Entwicklung einer BPD im männlichen Geschlecht sind bisher unzureichend untersucht, vermutlich auf Grund der Prädominanz des weiblichen Geschlechts in klinischen Settings. Eine retrospektive Befragung (Goodman et al. 2013) von Eltern, deren Kinder im jungen Erwachsenenalter aufgrund einer Borderline-Persönlichkeitsstörung behandelt wurden, hatte eine Konstellation von Trennungsängstlichkeit in der frühen Kindheit, Körperbildsstörungen in der früheren Adoleszenz, impulsivem Verhalten und ungewöhnlichen Denkinhalte ergeben.

Aufbauend auf den klinischen Beobachtungen und empirischen Befunden zu den psychobiologischen Dispositionen in der Entwicklung einer BPD im Jugendalter wurde hervorgehoben (Gunderson und Lyons-Ruth 2008), dass das desorganisiert-ambivalente Bindungsverhalten auf der Basis dieser Disposition zu einer interpersonellen Hyperreaktivität führt, die sowohl das Kind als auch die Eltern zu maladaptiven Reaktionen mit nachfolgender Eskalation problematischer Interaktionen veranlasst.

Das ätiopathogenetische Modell (Putnam und Silk 2005) (▸ **Abb. 2.1**) der Borderline-Persönlichkeitsstörung verdeutlicht die Interaktion von biologischen, psychologischen und sozialen Faktoren in der Genese der Borderline-Persönlichkeitsstörung und benennt die verschiedenen Bereiche und Indikatoren, die vor allem der emotionalen Dysregulation, dem Kernsymptom der Borderline-Persönlichkeitsstörung, zu Grunde liegen.

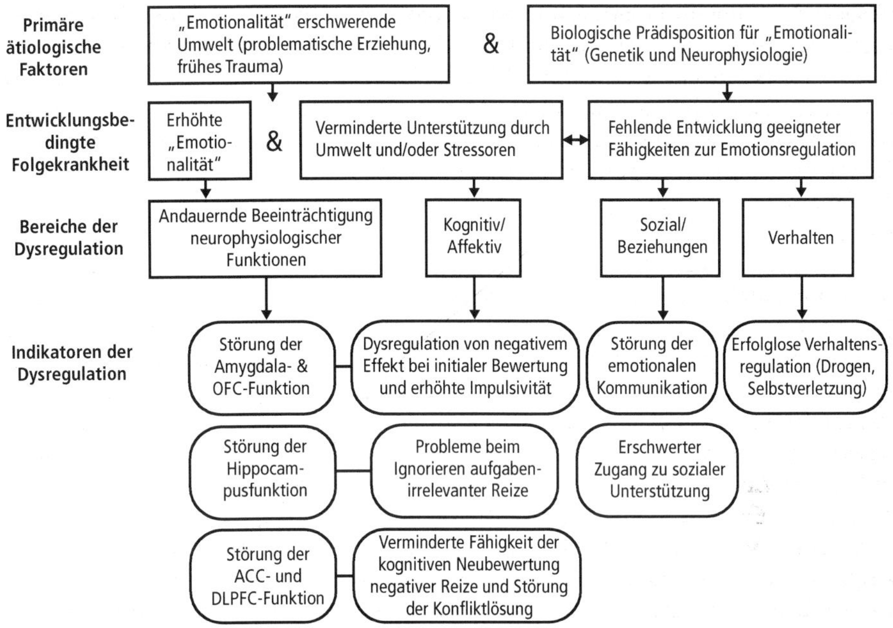

Abb. 2.1: Ein entwicklungspsychopathologisches Modell der Borderline-Persönlichkeitsstörung (In Anlehnung an: K.M. Putnam & K.R. Silk. Emotion dysregulation and the development of borderline personality disorder. Development and Psychopathology 17, 2005, S. 914)

Literatur

Bandelow B, Schmahl C, Falkai P, Wedekind D (2010) Borderline personality disorder: a dysregulation of the endogenous opioid system? Psychological Review, 117(2): 623–636. doi:10.1037/a0018095

Barnow S, Herpertz SC, Spitzer C, Stopsack M, Preuss UW, Grabe HJ, Freyberger HJ (2007) Temperament and character in patients with borderline personality disorder taking gender and comorbidity into account. Psychopathology, 40(6): 369–378. doi: 10.1159/000106467

Belsky DW, Caspi A, Arseneault L, Bleidorn W, Fonagy P, Goodman M, Moffitt TE (2012) Etiological features of borderline personality related characteristics in a birth cohort of 12-year-old children. Development and Psychopathology, 24(1): 251–265. doi:10.1017/S0954579411000812

Belsky J, Beaver KM (2011) Cumulative-genetic plasticity, parenting and adolescent self-regulation. Journal of Child Psychology and Psychiatry, 52(5): 619–626. doi:10.1111/j.1469-7610.2010.02327.x

Bender DS, Dolan RT, Skodol AE, Sanislow CA, Dyck IR, McGlashan TH, Gunderson JG (2001) Treatment utilization by patients with personality disorders. The American Journal of Psychiatry, 158(2): 295–302.

Bornovalova MA, Hicks BM, Iacono WG, McGue M (2013) Longitudinal twin study of borderline personality disorder traits and substance use in adolescence: developmental change, reciprocal effects, and genetic and environmental influences. Personality Disorders, 4(1): 23–32. doi:10.1037/a0027178

Brunner R, Henze R, Parzer P, Kramer J, Feigl N, Lutz K, Stieltjes B (2010) Reduced prefrontal and orbitofrontal gray matter in female adolescents with borderline personality disorder: is it disorder specific? NeuroImage, 49(1): 114–120. doi:10.1016/j.neuroimage.2009.07.070

Carlson EA, Egeland B, Sroufe LA (2009) A prospective investigation of the development of borderline personality symptoms. Development and Psychopathology, 21(4): 1311–1334. doi:10.1017/S0954579409990174

Chanen AM, Jovev M, Djaja D, McDougall E, Yuen HP, Rawlings D, Jackson HJ (2008) Screening for borderline personality disorder in outpatient youth. Journal of Personality Disorders, 22(4): 353–364. doi:10.1521/pedi.2008.22.4.353

Chanen AM, Jovev M, Jackson HJ (2007) Adaptive functioning and psychiatric symptoms in adolescents with borderline personality disorder. The Journal of Clinical Psychiatry, 68(2): 297–306.

Chanen AM, Kaess M (2012). Developmental pathways to borderline personality disorder. Current Psychiatry Reports, 14(1): 45–53. doi:10.1007/s11920-011-0242-y

Chanen AM, Velakoulis D, Carison K, Gaunson K, Wood SJ, Yuen HP, Pantelis C (2008) Orbitofrontal, amygdala and hippocampal volumes in teenagers with first-presentation borderline personality disorder. Psychiatry Research, 163(2): 116–125. doi:10.1016/j.pscychresns.2007.08.007

Cloninger C, Przybeck T, Svrakic D, Wetzel R (1994) The Temperament and Character Inventory (TCI): A Guide to its Development and Use.). St. Louis: Center for Psychobiology of Personality. Washington University.

Cloninger CR (1987) A systematic method for clinical description and classification of personality variants. A proposal. Archives of General Psychiatry, 44(6): 573–588.

Coid J, Yang M, Tyrer P, Roberts A, Ullrich S (2006) Prevalence and correlates of personality disorder in Great Britain. The British Journal of Psychiatry: The Journal of Mental Science, 188: 423–431. doi:10.1192/bjp.188.5.423

Crawford TN, Cohen P, Johnson JG, Kasen S, First MB, Gordon K, Brook JS (2005) Self-reported personality disorder in the children in the community sample: convergent and prospective validity in late adolescence and adulthood. Journal of Personality Disorders, 19(1): 30–52. doi:10.1521/pedi.19.1.30.62179

Dinn WM, Harris CL, Aycicegi A, Greene PB, Kirkley SM, Reilly C (2004) Neurocognitive function in borderline personality disorder. Progress in Neuro-Psychopharmacology & Biological Psychiatry, 28(2): 329–341. doi:10.1016/j.pnpbp.2003.10.012

Ebner-Priemer UW, Badeck S, Beckmann C, Wagner A, Feige B, Weiss I, Bohus M (2005) Affective dysregulation and dissociative experience in female patients with borderline personality disorder: a startle response study. Journal of Psychiatric Research, 39(1): 85–92. doi:10.1016/j.jpsychires.2004.05.001

Feenstra DJ, Hutsebaut J, Laurenssen EMP, Verheul R, Busschbach JJV, Soeteman DI (2012) The burden of disease among adolescents with personality pathology: quality of life and costs. Journal of Personality Disorders, 26(4): 593–604. doi:10.1521/pedi.2012.26.4.593

Fisher HL, Moffitt TE, Houts RM, Belsky DW, Arseneault L, Caspi A (2012) Bullying victimisation and risk of self harm in early adolescence: longitudinal cohort study. BMJ (Clinical Research Ed.), 344, e2683.

Goodman M, Hazlett EA, Avedon JB, Siever DR, Chu KW, New AS (2011) Anterior cingulate volume reduction in adolescents with borderline personality disorder and co-morbid major depression. Journal of Psychiatric Research, 45(6): 803–807. doi:10.1016/j.jpsychires.2010.11.011

Goodman M, Mascitelli K, Triebwasser J (2013) The Neurobiological Basis of Adolescent-onset Borderline Personality Disorder. Journal of the Canadian Academy of Child and Adolescent Psychiatry = Journal De l'Académie Canadienne De Psychiatrie De L'enfant Et De L'adolescent, 22(3): 212–219.

Goodman M, Patel U, Oakes A, Matho A, Triebwasser J (2013) Developmental trajectories to male borderline personality disorder. Journal of Personality Disorders, 27(6): 764–782. doi:10.1521/pedi_2013_27_111

Grilo CM, Becker DF, Fehon DC, Walker ML, Edell WS, McGlashan TH (1996) Gender differences in personality disorders in psychiatrically hospitalized adolescents. The American Journal of Psychiatry, 153(8): 1089–1091.

Gunderson JG, Lyons-Ruth K (2008) BPD's interpersonal hypersensitivity phenotype: a gene-environment-developmental model. Journal of Personality Disorders, 22(1): 22–41. doi:10.1521/pedi.2008.22.1.22

Gunderson JG, Stout RL, McGlashan TH, Shea MT, Morey LC, Grilo CM, Skodol AE (2011) Ten-year course of borderline personality disorder: psychopathology and function from the Collaborative Longitudinal Personality Disorders study. Archives of General Psychiatry, 68(8): 827–837. doi:10.1001/archgenpsychiatry.2011.37

Ha C, Balderas JC, Zanarini MC, Oldham J, Sharp C (2014) Psychiatric comorbidity in hospitalized adolescents with borderline personality disorder. The Journal of Clinical Psychiatry, 75(5): e457–464. doi:10.4088/JCP.13m08696

Hankin BL, Barrocas AL, Jenness J, Oppenheimer CW, Badanes LS, Abela JRZ, Smolen A (2011) Association between 5-HTTLPR and Borderline Personality Disorder Traits among Youth. Frontiers in Psychiatry, 2, 6. doi:10.3389/fpsyt.2011.00006

Herpertz SC (2011) Contribution of neurobiology to our knowledge of borderline personality disorder. Der Nervenarzt, 82(1): 9–15. doi:10.1007/s00115-010-3127-0

Herpertz SC, Dietrich TM, Wenning B, Krings T, Erberich SG, Willmes K, Sass H (2001) Evidence of abnormal amygdala functioning in borderline personality disorder: a functional MRI study. Biological Psychiatry, 50(4), 292–298.

Irle E, Lange C, Weniger G, Sachsse U (2007) Size abnormalities of the superior parietal cortices are related to dissociation in borderline personality disorder. Psychiatry Research, 156(2): 139–149. doi:10.1016/j.pscychresns.2007.01.007

Johnson JG, Cohen P, Brown J, Smailes EM, Bernstein DP (1999) Childhood maltreatment increases risk for personality disorders during early adulthood. Archives of General Psychiatry, 56(7): 600–606.

Johnson JG, Cohen P, Kasen S, Skodol AE, Oldham JM (2008) Cumulative prevalence of personality disorders between adolescence and adulthood. Acta Psychiatrica Scandinavica, 118(5): 410–413. doi:10.1111/j.1600-0447.2008.01231.x

Jovev M, Garner B, Phillips L, Velakoulis D, Wood SJ, Jackson HJ, Chanen A M (2008) An MRI study of pituitary volume and parasuicidal behavior in teenagers with first-presentation borderline personality disorder. Psychiatry Research, 162(3): 273–277. doi:10.1016/j.pscychresns.2007.12.003

Jovev M, Green M, Chanen A, Cotton S, Coltheart M, Jackson H (2012) Attentional processes and responding to affective faces in youth with borderline personality features. Psychiatry Research, 199(1): 44–50. doi:10.1016/j.psychres.2012.03.027

Kaess M, Brunner R, Chanen A (2014) Borderline Personality Disorder in Adolescence. Pediatrics, 134(4): 782–793. doi:10.1542/peds.2013-3677

Kaess M, Resch F, Parzer P, von Ceumern-Lindenstjerna IA, Henze R, Brunner R (2013) Temperamental patterns in female adolescents with borderline personality disorder. The Journal of Nervous and Mental Disease, 201(2): 109–115. doi:10.1097/NMD.0b013e31827f6480

Kaess M, von Ceumern-Lindenstjerna IA, Parzer P, Chanen A, Mundt C, Resch F, Brunner R (2013) Axis I and II comorbidity and psychosocial functioning in female adolescents with borderline personality disorder. Psychopathology, 46(1): 55–62. doi:10.1159/000338715

Kendler KS, Aggen SH, Czajkowski N, Røysamb E, Tambs K, Torgersen S, Reichborn-Kjennerud T (2008) The structure of genetic and environmental risk factors for DSM-IV personality disorders: a multivariate twin study. Archives of General Psychiatry, 65(12): 1438–1446. doi:10.1001/archpsyc.65.12.1438

Krause-Utz A, Winter D, Niedtfeld I, Schmahl C (2014) The latest neuroimaging findings in borderline personality disorder. Current Psychiatry Reports, 16(3): 438. doi:10.1007/s11920-014-0438-z

Lereya ST, Winsper C, Heron J, Lewis G, Gunnell D, Fisher HL, Wolke D (2013) Being bullied during childhood and the prospective pathways to self-harm in late adolescence. Journal of the American Academy of Child and Adolescent Psychiatry, 52(6): 608–618.e2. doi:10.1016/j.jaac.2013.03.012

Linehan M (1993) Cognitive behavior therapy of borderline personality disorder. New York: Guilford.

Ludäscher P, Bohus M, Lieb K, Philipsen A, Jochims A, Schmahl C (2007). Elevated pain thresholds correlate with dissociation and aversive arousal in patients with borderline personality disorder. Psychiatry Research, 149(1-3): 291–296. doi:10.1016/j.psychres.2005.04.009

Ludäscher P, Greffrath W, Schmahl C, Kleindienst N, Kraus A, Baumgärtner U, Bohus M (2009). A cross-sectional investigation of discontinuation of self-injury and normalizing pain perception in patients with borderline personality disorder. Acta Psychiatrica Scandinavica, 120(1): 62–70. doi:10.1111/j.1600-0447.2008.01335.x

Ludäscher P, von Kalckreuth C, Parzer P, Kaess M, Resch F, Bohus M, Brunner R (2014) Pain perception in female adolescents with borderline personality disorder. European Child & Adolescent Psychiatry. doi:10.1007/s00787-014-0585-0

Maier-Hein KH, Brunner R, Lutz K, Henze R, Parzer P, Feigl N, Stieltjes B (2013) Disorder-Specific White Matter Alterations in Adolescent Borderline Personality Disorder. Biological Psychiatry. doi:10.1016/j.biopsych.2013.03.031

Nater UM, Bohus M, Abbruzzese E, Ditzen B, Gaab J, Kleindienst N, Ehlert U (2010) Increased psychological and attenuated cortisol and alpha-amylase responses to acute psychosocial stress in female patients with borderline personality disorder. Psychoneuroendocrinology, 35(10): 1565–1572. doi:10.1016/j.psyneuen.2010.06.002

New AS, Carpenter DM, Perez-Rodriguez MM, Ripoll LH, Avedon J, Patil U, Goodman M (2013) Developmental differences in diffusion tensor imaging parameters in borderline personality disorder. Journal of Psychiatric Research, 47(8): 1101–1109. doi:10.1016/j.jpsychires.2013.03.021

Newnham EA, Janca A (2014) Childhood adversity and borderline personality disorder: a focus on adolescence. Current Opinion in Psychiatry, 27(1): 68–72. doi:10.1097/YCO.0000000000000028

Putnam KM, Silk KR (2005) Emotion dysregulation and the development of borderline personality disorder. Development and Psychopathology, 17(4): 899–925.

Richter J, Brunner R, Parzer P, Resch F, Stieltjes B, Henze R (2014) Reduced cortical and subcortical volumes in female adolescents with borderline personality disorder. Psychiatry Research, 221(3): 179–186. doi:10.1016/j.pscychresns.2014.01.006

Schmahl C, Bohus M, Esposito F, Treede RD, Di Salle F, Greffrath W, Seifritz E (2006) Neural correlates of antinociception in borderline personality disorder. Archives of General Psychiatry, 63(6): 659–667. doi:10.1001/archpsyc.63.6.659

Schmeck K, Schlüter-Müller S, Foelsch PA, Doering S (2013) The role of identity in the DSM-5 classification of personality disorders. Child and Adolescent Psychiatry and Mental Health, 7(1): 27. doi:10.1186/1753-2000-7-27

Sharp C, Pane H, Ha C, Venta A, Patel AB, Sturek J, Fonagy P (2011) Theory of mind and emotion regulation difficulties in adolescents with borderline traits. Journal of the American Academy of Child and Adolescent Psychiatry, 50(6): 563–573.e1. doi:10.1016/j.jaac.2011.01.017

Sierra M, Berrios GE (1998) Depersonalization: neurobiological perspectives. Biological Psychiatry, 44(9): 898–908.

Skodol AE, Siever LJ, Livesley WJ, Gunderson JG, Pfohl B, Widiger TA (2002) The borderline diagnosis II: biology, genetics, and clinical course. Biological Psychiatry, 51 (12): 951–963.

Torgersen S, Kringlen E, Cramer V (2001) The prevalence of personality disorders in a community sample. Archives of General Psychiatry, 58(6): 590–596.

Trull TJ, Jahng S, Tomko RL, Wood PK, Sher KJ (2010) Revised NESARC personality disorder diagnoses: gender, prevalence, and comorbidity with substance dependence disorders. Journal of Personality Disorders, 24(4): 412–426. doi:10.1521/pedi.2010.24.4.412

Völlm BA, Zhao L, Richardson P, Clark L, Deakin JFW, Williams S, Dolan MC (2009) A voxel-based morphometric MRI study in men with borderline personality disorder: preliminary findings. Criminal Behaviour and Mental Health: CBMH, 19(1): 64–72. doi:10.1002/cbm.716

Von Ceumern-Lindenstjerna I-A, Brunner R, Parzer P, Mundt C, Fiedler P, Resch F (2010) Attentional bias in later stages of emotional information processing in female adolescents with borderline personality disorder. Psychopathology, 43(1): 25–32. doi:10.1159/000255960

Widom CS, Czaja SJ, Paris J (2009) A prospective investigation of borderline personality disorder in abused and neglected children followed up into adulthood. Journal of Personality Disorders, 23(5): 433–446. doi:10.1521/pedi.2009.23.5.433

Winsper C, Zanarini M, Wolke D (2012) Prospective study of family adversity and maladaptive parenting in childhood and borderline personality disorder symptoms in a non-clinical population at 11 years. Psychological Medicine, 1–16. doi:10.1017/S0033291712000542

Wolke D, Schreier A, Zanarini MC, Winsper C (2012) Bullied by peers in childhood and borderline personality symptoms at 11 years of age: A prospective study. Journal of Child Psychology and Psychiatry, 53(8): 846–855. doi:10.1111/j.1469-7610.2012.02542.x

3 Früherkennung und Diagnostik der Borderline-Störung im Jugendalter

Gloria Fischer und Michael Kaess

Einleitung

In der klinischen Praxis herrscht bei der Vergabe der Diagnose »Emotional instabile Persönlichkeitsstörung des Borderline Typs im Jugendalter« nach wie vor bei vielen Kollegen Zurückhaltung, die manchmal sogar zur Nichtvergabe dieser Diagnose führt. Dabei ist die Diagnose einer Persönlichkeitsstörung nach dem ICD-10 (International Classification of Diseases; World Health Organisation 2005) sogar vor der Pubertät möglich. Dazu muss die Mindestanzahl der geforderten Kriterien der betreffenden Persönlichkeitsstörung erfüllt sein und bestimmte Verhaltensmuster müssen bereits zu diesem Zeitpunkt als überdauernd bezeichnet werden können. Auch sollte immer bedacht werden, dass sowohl ICD als auch DSM (Diagnostic and Statistical Manual of Mental Disorders; American Psychiatric Association und DSM-5 Task Force 2013) – beide gängigen Diagnosesysteme – ausdrücklich darauf hinweisen, dass für die Diagnose einer Persönlichkeitsstörung der Ursprung dieser Störung immer in der Kindheit und Jugend liegen muss. Ist dies nicht der Fall, kann die Diagnose nicht gestellt werden.

Dennoch herrscht bei vielen Klinikern die Angst vor einer Stigmatisierung der Patienten durch die Diagnose einer Borderline-Störung oder einer anderen Persönlichkeitsstörung. Dieser Gedanke ist auf den ersten Blick sicherlich nachvollziehbar, doch kommt es in unserem Gesundheitssystem durch die Nichtstellung einer Diagnose zu keiner Behandlung der Kernsymptome, und die Stellung einer falschen Diagnose führt meist zu einer falschen, nicht störungsspezifischen Behandlung, unabhängig vom Leid der Betroffenen. So ist also die richtige Diagnosestellung absolut notwendig, um eine adäquate Hilfestellung für die Patienten zu gewährleisten. Nur so können die Patienten mit gezielten Techniken und Therapieverfahren, die bei diesem Störungsbild erfolgreich und ökonomisch sind, behandelt werden, und somit kann einer langfristigen Chronifizierung oder Verschlechterung der Symptomatik entgegen gewirkt werden (vgl. Kaess et al. 2014). Was dies im Falle der Borderline-Störung im Jugendalter bedeutet, wird in den Kapiteln 5, 6 und 7 näher beleuchtet.

Eine Diagnosestellung erst im Erwachsenenalter vorzunehmen, würde der aktuellen Forschung nicht mehr entsprechen (Deutsche Gesellschaft für Psychiatrie, Psychotherapie und Nervenheilkunde 2008). Des Weiteren würde wohl jeder, der ein Kind hat oder ein Kind gut kennt, über dieses unabhängig vom Alter sagen, dass es eine Persönlichkeit hat. Denn gerade die Persönlichkeit ist es, die uns Menschen zu den Personen macht, die wir für andere und uns selbst sind. Wäre es, wenn wir von dieser Theorie ausgehen, nicht merkwürdig, wenn wir bei einem Menschen mit einer auffälligen Persönlichkeit diese nicht hinsichtlich ihrer Pathologie untersuchen würden, so wie wir es mit allem anderen auch tun? Würden wir nicht bei der Entwicklung einer Strategie helfen wollen, die dem Menschen einen gesünderen Umgang mit sich ermöglicht und in der weiteren Entwicklung seiner Persönlichkeit unterstützend wirkt, sofern dies notwendig ist?

Stabilität der Diagnose

Inzwischen haben verschiedene Arbeitsgruppen belegen können, dass die Diagnose einer Borderline-Persönlichkeitsstörung bei Jugendlichen eine vergleichbare (Nicht-)Stabilität wie im Erwachsenenalter aufweist und sich auch als reliable und valide Diagnose im Jugendalter darstellt (z. B. Chanen et al. 2004; Chanen und McCutcheon 2008; Miller et al. 2008). Die Diagnose der Borderline-Persönlichkeitsstörung ist sogar valider als die anderer Störungsbilder (Chanen et al. 2007; Kaess, von Ceumern-Lindenstjerna et al. 2013).

Chanen und seine Arbeitsgruppe in Melbourne, Australien, konnte zeigen, dass in einer Stichprobe von 101 15- bis 18jährigen Patienten auch nach einem Zweijahreszeitraum noch 74 % die Diagnose einer Borderline Störung nach SKID-II erfüllt haben (Chanen et al. 2004; Fydrich et al. 1997). Auch zeigten Johnson et al. (2000) in der Children in the Community Study, in der Kinder über einen Zeitraum von 20 Jahren immer wieder zu Follow-Up-Untersuchungen gesehen wurden, moderate bis gute Stabilität von Persönlichkeitsmerkmalen zwischen Jugend und jungem Erwachsenenalter (Johnson et al. 2000). Die Stabilität der Diagnose im Jugendalter ist nicht niedriger als die im Erwachsenenalten, denn auch im Erwachsenenalter zeigt sich eine vergleichbar niedrige Stabilität.

Die Diagnose nach ICD-10 und DSM-5

Die Borderline-Persönlichkeitsstörung ist nach ICD-10 eigentlich ein Subtyp der emotional instabilen Persönlichkeitsstörung. Hierzu gehört auch der impulsive Typus, welcher jedoch häufiger bei Jungen als bei Mädchen, die eher die Kriterien des Borderline-Typus erfüllen, zu finden ist.

Bei Jugendlichen ist, wie im Erwachsenenalter, die gestörte Affektregulation eines der häufigsten Symptome der Borderline-Persönlichkeitsstörung. Oft kann schon ein für einen Außenstehenden als Kleinigkeit wahrgenommenes Ereignis zu sehr intensiven Gefühlen bei den Jugendlichen führen. Dabei handelt es sich meist um das Gefühl von großer Angst, Scham, Ablehnung, Einsamkeit, Hass, Schuld, Anspannung oder andere ähnlich negative Gefühle. Diese Gefühle bauen sich bei den Betroffenen häufig explosionsartig auf und gehen gleichzeitig nur sehr langsam wieder auf den »Normalzustand« zurück. Ein Teil der gestörten Affektregulation zeigt sich oft in der Unfähigkeit, diese Gefühle ausreichend zu erkennen und dementsprechend adäquat auf sie zu reagieren. Als Gründe für die gestörte Affektregulation sind Wechselwirkungen zwischen genetischen Faktoren, schweren traumatischen, biografischen Erfahrungen und dysfunktionalen Verhaltensmustern zu nennen (Schmahl und Bohus, 2009). Marsha Linehan nennt das invalidierende Umfeld als Hauptgrund für die gestörte Emotionsregulation, unzureichende Stresstoleranz und das mangelnde Selbstmanagement dieser Patienten (Linehan 1993). Fonagy und seine Arbeitsgruppe (2005) nennen auch die mangelnde Bindungserfahrung innerhalb von Beziehungen sowie die unzureichende Fähigkeit zur Mentalisierung als mögliche Gründe für die gestörte Affektregulation. In Studien konnten Stiglmayr et al. (2001) zeigen, dass Borderline-Patienten in der Tat häufiger stark negative Gefühle empfinden und Hyperarrousal zeigen (vgl. auch Bohus et al. 2004). Diese Ergebnisse liefern Hinweise dahingehend, dass es sich bei der Borderline-Persönlichkeitsstörung um eine tatsächlich gestörte Affekt- bzw. Stressregulation handelt.

Aufgrund der gestörten Affektregulation kommt es bei vielen Betroffenen zu suizidalen und selbstschädigenden Verhaltensweisen. Dabei tritt besonders die regelmäßige Selbstverletzung auf, die vordergründig häufig der Reduktion dieser starken – meist negativen – Gefühle dienen soll. Die beiden gängigen Klassifikationssysteme ICD-10 und DSM-5 sind sich bei den geforderten Kriterien für die Diagnose einer Borderline-Persönlichkeitsstörung einig. Gemäß dem ICD-10, nach dem in Deutschland die Diagnosen vergeben werden, müssen zur Diagnose der Borderline-Persönlichkeitsstörung die folgenden Bedingungen gegeben sein (Deutsche Gesellschaft für Psychiatrie, Psychotherapie und Nervenheilkunde 2008).

Kasten 1: F60 allgemeine Kriterien für eine Persönlichkeitsstörung

G1 Die charakteristischen und dauerhaften inneren Erfahrungs- und Verhaltensmuster der Betroffenen weichen insgesamt deutlich von kulturell erwarteten und akzeptierten Vorgaben (»Normen«) ab. Diese Abweichung äußert sich in mehr als einem der folgenden Bereiche:

1. Kognition (d. h. Wahrnehmung und Interpretation von Dingen, Menschen und Ereignissen; Einstellungen und Vorstellungen von sich und anderen)
2. Affektivität (Variationsbreite, Intensität und Angemessenheit der emotionalen Ansprechbarkeit und Reaktion)
3. Impulskontrolle und Bedürfnisbefriedigung
4. Die Art des Umgangs mit anderen und die Handhabung zwischenmenschlicher Beziehungen

G2 Die Abweichung ist so ausgeprägt, dass das daraus resultierende Verhalten in vielen persönlichen und sozialen Situationen unflexibel, unangepasst oder auch auf andere Weise unzweckmäßig ist (nicht begrenzt auf einen speziellen »triggernden Stimulus« oder eine bestimmte Situation).

G3 Persönlicher Leidensdruck, nachteiliger Einfluss auf die soziale Umwelt oder beides sind deutlich dem unter G2 beschriebenen Verhalten zuzuschreiben

G4 Nachweis, dass die Abweichung stabil, von langer Dauer ist und im späten Kindesalter oder der Adoleszenz begonnen hat.

G5 Die Abweichung kann nicht durch das Vorliegen oder die Folge einer anderen psychischen Störung des Erwachsenenalters erklärt werden, es können aber episodische oder chronische Zustandsbilder der Kapitel F00 bis F07 neben dieser Störung existieren oder sie überlagern.

G6 Eine organische Erkrankung, Verletzung oder deutliche Funktionsstörung des Gehirns müssen als mögliche Ursache für die Abweichung ausgeschlossen werden (falls eine solche Verursachung nachweisbar ist, soll die Kategorie F07 verwendet werden).

Kasten 2: F60.30 impulsiver Typ

A. Die allgemeinen Kriterien für eine Persönlichkeitsstörung F60 müssen erfüllt sein

B. Mindestens drei der folgenden Eigenschaften oder Verhaltensweisen müssen vorliegen, darunter Item 2.:

1. deutliche Tendenz, unerwartet und ohne Berücksichtigung der Konsequenzen zu handeln
2. deutliche Tendenz zu Streitereien und Konflikten mit anderen, vor allem dann, wenn impulsive Handlungen unterbunden oder getadelt werden
3. Neigung zu Ausbrüchen von Wut oder Gewalt mit Unfähigkeit zur Kontrolle explosiven Verhaltes
4. Schwierigkeiten in der Beibehaltung von Handlungen, die nicht unmittelbar belohnt werden
5. Unbeständige und launische Stimmung

Kasten 3: F60.31 Borderline Typ

A. Die allgemeinen Kriterien für eine Persönlichkeitsstörung F60 müssen erfüllt sein

B. Mindestens drei der unter F60.30B erwähnten Kriterien müssen vorliegen UND mindestens zwei der folgenden Eigenschaften und Verhaltensweisen:

1. Störung und Unsicherheit bezüglich Selbstbild, Ziele und innerer Präferenzen (einschließlich sexuelle Präferenzen)
2. Neigung, sich in intensive, aber instabile Beziehungen einzulassen, oft mit der Folge emotionaler Krisen
3. Übertriebene Bemühungen, das Verlassenwerden zu vermeiden

4. Wiederholte Drohungen oder Handlungen mit Selbstbeschädigung
5. Anhaltende Gefühle innerer Leere

Das DSM, welches meist in der Forschung und im englischsprachigen Raum verwendet wird, ordnet die Persönlichkeitsstörungen im ersten Schritt drei übergeordneten Clustern zu. In Cluster A sind die Paranoide, die Schizoide und die Schizotypische Persönlichkeitsstörung zu finden. In Cluster B werden die Antisoziale, die Borderline, die Histrionische und die Narzisstische Persönlichkeitsstörung zusammengefasst. Cluster C beinhaltet die Vermeidend-Selbstunsichere, die Dependente und die Zwanghafte Persönlichkeitsstörung.

Im kürzlich veröffentlichen DSM-5 wird zur Diagnose der Borderline-Persönlichkeitsstörung (301.83) folgendes gefordert (Anmerkung: Das DSM-5 weicht von seinem Vorgänger, dem DSM-IV R, somit nicht ab) (American Psychiatric Association et al. 2013):

Kasten 4: DSM-5

A. Ein tiefgreifendes Muster von Instabilität in zwischenmenschlichen Beziehungen, im Selbstbild und in den Affekten sowie von deutlicher Impulsivität. Der Beginn liegt im frühen Erwachsenenalter und manifestiert sich in den verschiedenen Lebensbereichen. Mindestens fünf der folgenden Kriterien müssen dabei erfüllt sein:

1. Verzweifeltes Bemühen, tatsächliches oder vermutetes Verlassenwerden zu vermeiden. [Beachte: Hier werden keine suizidalen oder selbstverletzenden Handlungen berücksichtigt, diese werden in Kriterium 5 abgedeckt.]
2. Ein Muster instabiler und intensiver zwischenmenschlicher Beziehungen, das durch einen Wechsel zwischen den Extremen der Idealisierung und Entwertung gekennzeichnet ist.
3. Identitätsstörung: ausgeprägte und andauernde Instabilität des Selbstbildes oder der Selbstwahrnehmung.
4. Impulsivität in mindestens zwei potenziell selbstschädigenden Bereichen (z. B. Geldausgaben, Sexualität, Substanzmissbrauch, rücksichtsloses Fahren, unkontrolliertes Essen). [Beachte: Hier werden keine suizidalen oder selbstverletzenden Handlungen berücksichtigt, diese werden in Kriterium 5 abgedeckt.]
5. Wiederholte suizidale Handlungen, Selbstmordandeutungen oder -drohungen oder Selbstverletzendes Verhalten.
6. Affektive Instabilität infolge einer ausgeprägten Reaktivität der Stimmung (z. B. hochgradige episodische Dysphorie, Reizbarkeit oder Angst, wobei diese Verstimmungen gewöhnlich einige Stunden und nur selten mehr als einige Tage andauern).
7. Chronische Gefühle von Leere.

8. Unangemessene, starke Wut oder Schwierigkeiten, die Wut zu kontrollieren (z B. häufige Wutausbrüche, andauernde Wut, wiederholte körperliche Auseinandersetzungen).
9. Vorübergehend, in Folge von Stress, ausgelöste paranoide Vorstellungen oder schwere dissoziative Symptome.

Die Symptome der Borderline-Persönlichkeitsstörung

Auf die Symptome der Borderline-Persönlichkeitsstörung und wie sich diese im Jugendalter darstellen können, soll im Folgenden nun etwas genauer eingegangen werden. Dabei sollte unbedingt bedacht werden, dass aufgrund der Summe der verschiedenen Symptome oft eine hohe Heterogenität innerhalb der Patientengruppe herrscht und meistens nicht alle Symptome in einer gleich starken Ausprägung erfüllt werden.

1. Verzweifeltes Bemühen, tatsächliches oder vermutetes Verlassen werden zu vermeiden.

Häufig berichten die Patienten, dass sie, wenn sie von einer nahestehenden Person getrennt sind, plötzlich unter massiver Angst leiden, diese zu verlieren, auch wenn es dafür objektiv keinen Anhaltspunkt gibt, der tatsächlich auf den Verlust hindeutet. Oft bezieht sich dieses Gefühl auf den festen Partner, den besten Freund/beste Freundin, Therapeut/in, die Eltern oder andere wichtige Bezugspersonen. Dabei gerät die Situation meist nur bei den Patienten selbst außer Kontrolle, diese erleben massive Ängste und empfinden ein Gefühl von »niemanden verdient zu haben«, was nicht selten zur Selbstverletzung führt.

Einige Patienten berichten davon, Bemühungen, nicht verlassen zu werden, tatsächlich an die andere Person heranzutragen, was unter anderem zu unzähligen Anrufen bzw. SMS oder WhatsApps führt. Wenn ein Anruf nicht angenommen wurde, können lange Fahrten zu dieser Person aufgenommen werden, um anschließend der Person aufzulauern. Diese Verhaltensweisen können dann in einem tatsächlichen Verlassen der Person oder Ähnlichem enden.

Auch kann diese Angst darauf beruhen, dass diese Jugendlichen oft keine intrapsychische Verankerung ihrer wichtigsten Bezugspersonen haben und daher die Abwesenheit der Person mit Verlassenheit gleichsetzen. Aus Angst versuchen sie wichtige Personen an sich zu binden und erleben dann aber oft aus dem Gefühl der Nähe heraus Angst, Schuld und Scham, da sich dies nicht mit ihrem Selbstbild und ihren Erfahrungen deckt (Schmahl und Bohus 2009.). Häufig haben diese Patienten in ihrer Vergangenheit wichtige Bezugspersonen tatsächlich verloren, z. B. durch die Trennung der Eltern oder Familien, Umzüge, Aufenthalte in Einrichtungen oder wechselnde Partnerschaften.

Ein weiteres Erklärungsmodell für dieses Symptom kann das häufige Vorliegen einer ausgeprägten Identitätsstörung und damit einhergehend ein sehr negatives Selbstbild, sofern überhaupt existent, sein. Auch die bei Betroffenen fast immer vorliegenden kognitiven Schemata wie z. B. »Ich bin schlecht, ich hab niemanden verdient, keiner wird je bei mir bleiben« können zu diesem Phänomen beitragen.

Viele Patienten beschreiben sogar bei einem zeitlich begrenzten Alleinsein (z. B. ein Elternteil geht zur Arbeit, ein Einkauf, ein Schulbesuch) subjektiv empfundene Isolation von anderen Menschen. Mit dem Gefühl von Isolation geht oft ein tiefes Gefühl von Einsamkeit einher.

In Extremsituationen werden die Bemühungen, eine andere Person nicht zu verlieren, und Druck zum Bleiben aufgebaut, was bisweilen von suizidalen Drohungen bis hin zu anderen selbstschädigenden Verhaltensweisen oder sehr schädlichen Beziehungsmustern wie zum Beispiel dem Nicht-Eingehen von Beziehungen oder dem Zuerst-Verlassen führen kann.

Kim (15) sagte auf die Frage, ob sie dieses Gefühl kenne, beispielsweise folgendes: »Nee, eigentlich kenn ich das nicht. Aber beim Julius nervt mich das so tierisch, wenn ich sehe, dass der online ist und er mir aber nicht schreibt. Manchmal wird mir ganz schlecht, weil der mich absichtlich ignoriert. Ich würd mir auch nicht schreiben. Aber oft werde ich dann richtig pissig, dann schreib ich dem halt doch und wenn er dann nicht antwortet, schreib ich nochmal. Ich bin sogar schon zu dem nach Hause gefahren, das war eine ziemlich lange Fahrt, da der ja 45 km entfernt wohnt und es war ja auch schon nachts. Ich bin von daheim abgehauen und mit dem Zug zu dem gefahren. Geklingelt hab ich nicht, aber der war zu Hause und hat mich absichtlich ignoriert. Als ich wieder am Bahnhof war, hab ich ihm nochmal geschrieben, dass ich bei ihm war und dass bei ihm noch Licht war, da hat er ganz scheinheilig gefragt, wieso ich nicht geklingelt hab und dass er angeblich für eine Klassenarbeit morgen gelernt hat und mich gar nicht versteht. Da hab ich ihm geschrieben, er soll sich mal überlegen, was er macht und bin offline gegangen.«

2. Muster instabiler und intensiver zwischenmenschlicher Beziehungen, welches durch einen Wechsel zwischen den Extremen der Idealisierung und Entwertung gekennzeichnet ist.

Oft berichten Jugendliche mit einer Borderline-Persönlichkeitsstörung von sehr intensiven Beziehungen zu Eltern, Freunden oder Partnern. Gerade bei Paarbeziehungen handelt es sich oft um sehr kurz währende, stürmische und hoch leidenschaftliche Beziehungen, in denen auf ein »Schweben auf Wolke 7« Beschimpfungen, Vorwürfe und Bereuen folgen. Die Jugendlichen selbst sprechen in diesem Zusammenhang häufiger von On-Off-Beziehungen. Oft liegen zwischen Idealisierung und extremer Abwertung einer Person nur wenige Tage.

Auch berichten Jugendliche immer wieder, dass sie sich sehr schnell mit unbekannten Personen, die nett zu ihnen sind, sexuell einlassen, was nicht selten mit dem Gefühl des Nicht-Alleinsein-Könnens erklärbar scheint. Oft wird nach

Nähe und Selbstbestätigung in solchen Beziehungen durch Sex gesucht. In vielen Beziehungen von Jugendlichen, die eine Borderline-Persönlichkeitsstörung haben, findet man immer wieder Abhängigkeiten zwischen den Partnern. So begeben sie sich teilweise in Beziehungen, in den sie Gewalt-, psychische oder sexuelle Missbrauchserfahrungen machen. Dadurch erleben die Betroffenen immer und immer wieder den Teufelskreis der Retraumatisierung durch Beziehungen mit wichtigen Bezugspersonen, der somit auch das negative Selbstbild aufrechthält.

Während der Therapie durchleben Patient und Therapeut ebenfalls oft ein Muster von Idealisierung und Abwertung, in dem sich der zu Beginn »tolle Therapeut in glänzender Rüstung, der einen retten wird« innerhalb einer Sitzung zu einer Person »non grata« verwandeln kann.

Viele Menschen berichten, dass Personen mit einer Borderline-Persönlichkeitsstörung versuchen würden, ihre Mitmenschen innerhalb von Beziehungen gezielt zu manipulieren.

> Carina (17): »Eigentlich sind meine Beziehungen stabil – zu Erwachsenen zumindest, denn die meisten verstehen mich einfach eh nicht. Mit meinem Exfreund war das aber ein ziemliches Auf und Ab. Wir kennen uns von einem Festival und es war echt Liebe auf den ersten Blick. Ich bin dann auch kurz zu ihm gezogen, daheim haben mich eh immer nur meine Eltern genervt. Die haben den eh gehasst. Am Anfang war der immer für mich da und hat sich so gut um mich gekümmert. Für mich ist der sogar Veganer geworden und hat mir Kippen gekauft. Aber dann, als die Ferien vorbei waren und der wieder zur Ausbildung musste, hat sich echt alles verändert. Plötzlich hatte der gar keine Zeit mehr und hat alles lieber gemacht. Wegen der Ausbildung und der Schule war ich ihm gar nicht mehr wichtig. Ich hab mir echt solche Mühe gegeben, aber wir haben uns echt voll krass gestritten. Dann waren wir zwei Tage getrennt und dann wieder doch zusammen, weil wir nicht ohne einander konnten und das ging dann echt ein paar Mal so ein bissl hin und her. Jetzt ist aber Schluss seit Sonntag und der braucht auch gar nicht mehr ankommen und so tun, als ob ich ihm was bedeutet hab.«

Dies zeigt sich im Jugendalter oft nicht ganz so deutlich wie im Erwachsenenalter. Erwachsene berichten über ein höheres Maß an wechselnden Partnern, Therapeuten oder ähnlichem. Dennoch berichten viele Jugendliche Probleme im Aufbau von Beziehungen und der Aufrechterhaltung dieser, dabei erschweren sicherlich die im Jugendbereich typischen Phänomene der Unentschlossenheit und Unsicherheit die Beziehungsgestaltung (Dulz und Kernberg 2011).

3. Identitätsstörung: Ausgeprägte und andauernde Instabilität des Selbstbildes oder der Selbstwahrnehmung.

Viele Jugendliche mit einer Borderline-Persönlichkeitsstörung haben keine Idee davon, wer sie sind. Fragt man sie nach einer Beschreibung ihrer selbst, bleiben sie ratlos. Sie sind sich oft ihrer sexuellen Orientierung unsicher, fühlen sich abwechselnd oder auch gleichzeitig zum anderen und zum gleichen Geschlecht hingezogen. Häufig können sie sich nicht vorstellen wie ihre private oder berufliche Zukunft aussehen soll. Die Interessenfelder wechseln oft, sowohl im Hier und Jetzt als auch bezogen auf die Zukunft. So erleben viele Jugendliche häufig eine Veränderung ihrer Vorlieben beispielsweise bezüglich des Looks, der moralischen und politischen Ansichten (eher selten religiöser Ansichten) und der Menschen, die sie sich in ihrem Leben wünschen. Talente oder andere Eigenschaften von sich nehmen sie nicht als konstant wahr. All dies führt zu einem instabilen Identitätsgefühl. Um Sicherheit zu gewinnen, vergleichen sich diese Jugendlichen sehr oft mit anderen Personen, besonders gerne mit Gleichaltrigen. Auch Feedback ist für sie sehr wichtig. Dabei beurteilen sie einerseits Kritik leichter als einen persönlichen Misserfolg und andererseits fällt es ihnen schwer, Lob als Erfolg der eigenen Person anzunehmen. Dies kann immer wieder zu einem Streben nach Perfektion oder enormen Einsatz bezüglich einer Person führen, um Anerkennung und Zuneigung, die die Betroffenen sich nicht selbst zusprechen können, zu erhalten. Die psychodynamische Überlegung dazu basiert auf dem Konzept der Identität und der Annahme, dass es zur Identitätsdiffusion kommt, wenn die Identität des Individuums das Ergebnis sozialer Bezogenheit und somit immer von einem sozialen Kontext abhängig ist. Haben die Personen das Gefühl, ihre Identität aufgrund eines fehlenden sozialen Kontextes zu verlieren, spricht man von Identitätsdiffusion. Im Rahmen der Adoleszenz finden sich Menschen immer wieder in phasenspezifischen normativen Identitätskrisen, die sich aber mit dem Abschluss der jeweiligen Entwicklungsphase auflösen. Im Sinne von Anpassungsstörungen gibt es reaktive Identitätsstörungen, die durch Brüche entstehen. Bei Persönlichkeitsstörungen spricht man meist von entwicklungsbedingter Identitätsstörungen, um das Fehlen einer überdauernden Identität zu betonen (vgl. Erikson 1973).

> Natalie (16): »Ich weiß nicht, wer ich bin, woher soll ich das denn wissen? Wenn Sie mich fragen wer jemand anderes ist, dann kann ich Ihnen was sagen. Aber wer ich bin, weiß ich nicht, manchmal glaub ich, dass das ein Teil von meinem Problem ist. Letztes Jahr war ich noch die Mustertocher und bin immer brav zur Schule gegangen und hab gute Noten heimgebracht. Dann kam ich irgendwie auf die Idee, mir die Haare dunkel zu färben, das haben zu der Zeit viele gemacht. Dann hab ich mir auch passende Klamotten gekauft und meine Chucks angemalt. Meine Eltern finden das peinlich. Ich hab jetzt auch neue Freunde, die engagieren sich auch politisch und sind nicht so Mitläufer wie die anderen. Früher wollt ich ja immer Anwältin werden, dann gern Ärztin oder eine Physiotherapieausbildung machen, heute weiß ich gar nicht, ob ich auf der Schule bleiben soll.«

Im Jugendalter zeigen sich eher Unsicherheiten über die eigene Identität, im Erwachsenenalter zeigt sich dies eher in Form von der Unfähigkeit, sich Ziele zu setzen oder zu erreichen (Himelick und Walsh 2002). Große Lebensfragen wie die, was das Leben bedeutet, findet man eher im Erwachsenenalter (Sansone und Wiederman 2014). Insgesamt berichten Erwachsene dieses Symptom häufiger als Jugendliche.

4. Impulsivität in mindestens zwei potenziell selbstschädigenden Bereichen (z. B. Geldausgeben, Sexualität, Substanzmissbrauch, rücksichtsloses Fahren, unkontrolliertes Essen).

Viele Jugendliche mit einer Borderline-Persönlichkeitsstörung berichten von impulsivem Verhalten, welches in einigen Bereichen des Lebens selbstschädigend sein kann. Häufig berichten sie von Fressanfällen, Promiskuität, dem Ausprobieren und regelmäßigem Konsumieren diverser Drogen oder dem »Powershoppen« (unkontrolliertes Geldausgeben). Auch von Hochrisikoverhalten wie auf hohe Gebäude klettern, über die Autobahn laufen, schnelles Fahren, Fahren ohne Führerschein oder unter Alkohol-/Drogeneinfluss, Klauen oder ähnlichem wird berichtet. Dies zeigt sich oft im Zusammenhang mit dem Versuch, negative Gefühle zu beenden oder wenigstens zu betäuben. Dabei unterschätzen die Jugendlichen oft die Bedeutung von Substanzmissbrauch oder abnormen Ess- und Trinkgewohnheiten für den Umgang mit Gefühlen, der dadurch enorm erschwert wird.

Im Gegensatz zu gesunden Jugendlichen, die meist nur einzelne dieser impulsiven Verhaltensweisen über einen kurzen Zeitraum zeigen und deren Funktionsniveau dabei erhalten bleibt, weisen Jugendliche mit einer Borderline-Persönlichkeitsstörung meist ein höheres Maß und Intensität an riskanten Verhaltensweisen auf und tun dies meist über einen längeren Zeitraum, so dass diese nicht selten zu einer spürbaren Verschlechterung ihres Funktionsniveaus führt.

> Lara (16): »Ja, klar bin ich impulsiv. Besonders beim Essen. Manchmal stopf ich echt alles in mich rein: Chips, Kuchen, Nudeln und echt alles. Ich hab ja auch schon ziemlich alles an der Drogenfront ausprobiert: Kiffen, Speed, Ecstasy, Benzos und so. Öfter trink ich auch mehr als ich eigentlich geplant hab. Mit meinen Freunden bin ich auch schon öfter auf das Bahngelände. Dort ist so ein altes Haus, in dem nichts mehr ist, aber da kann man gut chillen und hat einen schönen Blick auf die Stadt, wenn man nachts dort vom Dach runter schaut. Da passiert einem aber nichts, man muss nur aufpassen, dass die vorbeilaufenden Leute einen nicht sehen und die Bullen rufen.«

Jugendliche mit Borderline-Persönlichkeitsstörung berichten sehr viel häufiger als Erwachsene von impulsiven, risikoreichen Verhaltensweisen. Darunter vor allem Substanzmissbrauch zur Affektregulation und zum Umgang mit unaufhaltbaren Gefühlen (Kaess et al. 2014). Auch zeigen Jugendliche mit der Diagnose einer Borderline-Persönlichkeitsstörung häufiger sexuelles Risikoverhalten (z. B. in Form von ungeschütztem Geschlechtsverkehr oder Promiskuität) (Chanen et al. 2007; Kaess et al. 2014). Ergebnisse aus einer Studie mit Erwachsenen mit Borderline-Persönlichkeitsstörung zeigen, dass besonders die

Kombination aus Substandmissbrauch und Borderline-Persönlichkeitsstörung ein hohes Maß an sexuellem Risikoverhalten zeigt (Chen et al. 2007).

5. Wiederholte suizidale Handlungen, Selbstmordandeutungen oder -drohungen oder selbstverletzendes Verhalten.

Die meisten Jugendlichen mit Borderline-Persönlichkeitsstörung berichten dieses Kriterium. Oft berichten sie, dass sie schon häufiger gedroht haben, sich etwas anzutun. Viele haben chronische Suizidgedanken und auch schon häufiger versucht, sich das Leben zu nehmen. Am häufigsten erzählen sie von nichtsuizidaler Selbstverletzung, bei der sich durch Schnitte mit Hilfe von Rasierklingen, Cuttern oder Skalpellen Verletzungen an den Armen, Beinen, Hüften oder am Bauch zugefügt werden, die immer wieder auch medizinische Behandlungen nötig machen. Desweitern berichten viele Jugendliche, sich regelmäßig selbst zu schlagen, den Kopf gegen die Wand zu stoßen, sich blutig zu kratzen oder sich zu verbrennen, um nur die häufigsten Arten der Selbstverletzung zu nennen. Die Selbstverletzung erfolgt in der Regel, um heftige negative Gefühle oder andere Spannungszustände zu beenden. Einige erwähnen, bei der Selbstverletzung potenziell tödliche Verletzungen in Kauf zu nehmen. Nach der Selbstverletzung haben viele Jugendliche starke Schuldgefühle anderen gegenüber, das Gefühl versagt zu haben, sowie Scham, oder fühlen eine noch schlimmere innere Leere.

Klonsky (2007) nennt sieben verschiedenen Funktionen der Selbstverletzung: Affektregulation, Selbstbestrafung, Interpersonelle Beeinflussung, Interpersonelle Beziehungen, Anti-Dissoziation, Anti-Suizid und Sensation Seeking.

> Alina (15): »Mit 12 hab ich mich das erste Mal selbst verletzt, ich weiß gar nicht mehr so genau warum, aber ich hatte damals eine Freundin, die das auch gemacht hat. Seitdem hab ich mal gute und mal nicht so gute Wochen. Manchmal verletz ich mich eine Woche lang nicht, dann wieder jeden Tag. Ich hab mich auch schon zwei, drei Mal am Tag selbstverletzt, wenn es nicht gereicht hat. Vor drei Monaten war ich ein paar Tage auf der Akutstation, weil ich bei uns zu Hause auf dem Dach stand und nicht mehr wollte. Ich hatte einfach keinen Bock mehr. An Weihnachten hab ich versucht mich zu erhängen, das hat aber keiner gemerkt.«

Wie bereits erwähnt ist das Kriterium der Selbstverletzung und Suizidalität im Jugendalter das am häufigsten berichtete Symptom der Borderline-Persönlichkeitsstörung, im Erwachsenenalter geht die Selbstverletzung jedoch eher zurück (Sansone und Wiederman 2014; Whitlock et al. 2006).

Beachtet werden sollte unbedingt, dass sich das Symptom der Selbstverletzung durch seine mangelnde Spezifität auszeichnet, fast 30 % aller Jugendlichen zeigen in ihrem Leben mindestens einmal selbstverletzendes Verhalten (Brunner et al. 2014), die Kriterien für eine Borderline-Persönlichkeitsstörung erfüllen jedoch nur rund 1 % der Jugendlichen (Kaess et al. 2014).

Eine Studie, die Personen über 27 Jahre untersuchte, liefert Hinweise, dass Suizide bei Patienten mit Borderline-Persönlichkeitsstörung meist erst nach einer langen Krankheitsdauer eintreten (Paris und Zweig-Frank 2001).

6. Affektive Instabilität infolge einer ausgeprägten Reaktivität der Stimmung (z. B. hochgradige episodische Dysphorie, Reizbarkeit oder Angst, wobei diese Verstimmungen gewöhnlich einige Stunden und nur selten mehr als einige Tage andauern).

Viele Jugendliche beschreiben sich selbst als eher pessimistisch, wenn man sie nach ihrer normalen Stimmung fragt. Dennoch beschreiben sie sich als launisch und werden so auch von ihrem Umfeld erlebt. Die Stimmungswechsel kommen oft sehr schnell und für Dritte unerwartet. Meist handelt es sich um starke negative Gefühle wie Angst, Anspannung, Stress, Wut oder Traurigkeit bis hin zur Depression. In den meisten Fällen dauern diese Stimmungswechsel nur wenige Minuten bis einige wenigen Stunden an, nur selten sind diese Stimmungen von längerer Dauer.

> Bea (15): »Heute zum Beispiel bin ich echt relativ gut gelaunt aufgestanden, dann bin ich ins Bad und danach in die Küche. Da gab es nur Früchtetee und keinen Hagebuttentee, da war es für mich irgendwie gelaufen. Da war ich echt frustriert, ich bin dann in die Schule und hab mich voll gefreut, endlich Amy mal wieder zu sehen. Aber dann hatten wir Mathe, da bin schlecht und da hab ich dann auch geheult. Als meine Mutter dann in der Pause angerufen hat, bin ich echt fast ausgerastet. Was ruft die mich denn in der Schule an?!«

7. Chronische Gefühle von Leere.

Patienten mit einer Borderline-Persönlichkeitsstörung berichten oft, ständig unter einem Gefühl der inneren Leere zu leiden und sich viel zu langweilen. Diese Leere breitet sich meist im ganzen Körper der Jugendlichen aus und wird von ihnen mit starker Anspannung verbunden. Eine Möglichkeit, diese abzubauen kann selbstschädigendes Verhalten sein.

Das Gefühl der inneren Leere lässt sich nur schwer in Worten beschreiben, Klonsky (2008) fand heraus, dass diese am besten durch Gefühle der Hoffnungslosigkeit, Einsamkeit und Isolation umschrieben werden kann. Auch gehe innere Leere wie all die genannten Gefühle mit einer negativen affektiven Valenz und niedrigem affektivem Arousal einher. Auch zeigte sich ein robuster Zusammenhang zwischen chronischer innerer Leere und Depression, nicht aber zu Angst.

> Anna (17): »Ich fühl mich fast immer leer, am schlimmsten ist es abends. Da fühlt es sich manchmal an, wie gar nicht mehr auf dieser Welt sein. Dann wird die Leere echt unerträglich und frisst mich fast auf. Jeder Mensch spürt

> doch was, nur ich nicht. Um mich zu spüren und zu merken, dass ich noch da bin, verletz ich mich dann oft selbst. Aber, manchmal wenn das nicht geht, hab ich Angst, dass ich verrückt werde und in der Leere verschwinde.«

Aufgrund der Nähe zur Depression scheint das Kriterium der inneren Leere häufiger in Erwachsenenpopulationen zu finden zu sein, dazu fehlen aber nach Wissen der Autoren Untersuchungsbefunde.

8. Unangemessene, starke Wut oder Schwierigkeiten, die Wut zu kontrollieren (z. B. häufige Wutausbrüche, andauernde Wut, wiederholte körperliche Auseinandersetzungen).

Oft berichten die Jugendlichen oder auch ihre engen Bezugspersonen davon, dass sie schnell ausrasten. Schon Kleinigkeiten können dafür sorgen, dass sie explosionsartig in die Luft gehen und nicht mehr kontrollierbar sind. Die empfundene und ausgedrückte Wut sowie die gezeigte Aggressivität stehen oft in einem nur geringen Verhältnis mit dem eigentlichen Ereignis, auf das sich die Wut vordergründig bezieht. Oft beginnt ein Wutanfall mit dem Erheben der Stimme, geht über eine sarkastisch Sprache bis hin zu schweren Beschimpfungen. Manchmal kommt auch das Zerstören von Gegenständen und körperliche Angriffen auf andere vor.

> Julia (14): »Manchmal bringen mich echt richtige Kleinigkeiten zum ausrasten, ich weiß später manchmal gar nicht mehr richtig, wieso ich so ausgetickt bin. Aber ich schrei dann erst rum und nenn meine Mutter »du blöde Kuh«, wenn sie dann nicht abhaut, versuch ich wegzugehen. Grad hab ich auch keine Zimmertür mehr, da ist die Glasscheibe oben beim letzten Mal rausgeflogen, als ich Tür geknallt hab. Wenn sie dann in mein Zimmer kommt, dann schubs ich sie raus, die soll nicht in meinem Zimmer sein. Und ich bin echt stark, der hab ich schon ein paar Mal den Arm geprellt, wenn sie nicht raus geht.«

9. Vorübergehende, in Folge von Stress ausgelöste paranoide Vorstellungen oder schwere dissoziative Symptome.

Oft berichten Jugendliche die unter schwerem emotionalem Stress stehen, auch von psychotisch anmutenden Symptomen, die als Kontrollverlust der Realität wahrgenommen werden. Dabei fühlen sich diese Jugendlichen fremd in ihrem eigenen Körper und haben andere Körperwahrnehmungsstörungen oder Halluzinationen, hören unter anderem Stimmen oder Geräusche oder sehen Gestalten. Einige beschreiben diese Erlebnisse auch, als würden sie neben sich stehen und sich selbst beobachten können, als würden sie nicht mehr bei sich sein, so als ob Körper und Hirn getrennt wären, als würden sie alles aus der Ferne hören oder hätten einen Tunnelblick. Kurz gesagt, diese Jugendlichen berichten typische Symptome von Derealisation, Depersonalisation, paranoidem und halluzinatorischem Erleben.

> Christine (15): »Neulich ist es mir in der Schule passiert, mir ging es den ganzen Tag schon nicht so gut und dann war plötzlich alles ganz weit weg und ich hab nichts mehr richtig gehört. Ich hatte das Gefühl gar nicht mehr richtig in meinem Körper zu sein. Ich hab dann auch meine Haut angefasst und die hat sich nicht mehr wie meine Haut angefühlt, irgendwie fremd. Da hab ich echt etwas Panik bekommen und wollte nur noch weg, als ich dann ein bisschen im Pausenhof war, ging es irgendwann wieder.«

Insgesamt sollte erwähnt werden, dass Jugendliche häufig mehr Symptome als Erwachsene aufweisen und diese auch nicht selten »akuter« sind (Kaess et al., 2014; Sansone & Wiederman, 2014).

Komorbidität und Differenzialdiagnose

Für viele Jugendliche geht die Diagnose einer emotional instabilen Persönlichkeitsstörung mit vielfältigen anderen Diagnosen einher. Ein Grund dafür kann sein, dass Jugendliche mit einer Borderline-Persönlichkeitsstörung viele sowohl externalisierende als auch internalisierende Symptome berichten (Kaess, Resch et al. 2013), die differenzialdiagnostisch genau betrachtet werden sollten um zu klären, ob es sich um Symptome im Rahmen der Borderline-Persönlichkeitsstörung oder um eine komorbide Diagnose handelt.

Die häufigsten komorbiden Diagnosen bei der Borderline-Persönlichkeitsstörung sind affektive Störungen, hyperkinetische Störungen, Essstörungen, Angststörungen, Substanzabhängigkeiten und andere Persönlichkeitsstörungen (histrionische, selbstunsicher-vermeidende, antisoziale und narzisstische Persönlichkeitsstörung) (Leichsenring et al. 2011; Schmeck und Schlüter-Müller 2009).

Es scheint, als wären komorbide Erkrankungen im Jugendalter bei einer Borderline-Persönlichkeitsstörung sogar häufiger als im Erwachsenenalter und auch verglichen mit jugendlichen klinischen Kontrollen (Chanen et al. 2007; Kaess et al. 2013). Studien konnten zeigen, dass nahezu 100 % der Jugendlichen, die die Diagnose einer Borderline-Persönlichkeitsstörung erfüllen, zusätzlich auch noch die Diagnosekriterien für mindestens eine weitere psychische Störung erfüllen (Chanen et al. 2007; Kaess, von Ceumern-Lindenstjerna et al. 2013). Am häufigsten sind auch hier affektive Störungen, gefolgt von Essstörungen, dissoziativen Störungen, Posttraumatischen Belastungsstörungen, anderen Persönlichkeitsstörungen sowie Substanzmissbrauch (Kaess et al. 2014). Auch gibt es viele Hinweise, die für einen Zusammenhang zwischen dem Vorliegen einer Störungen des Sozialverhaltens und dem Aufmerksamkeitsdefizithyperaktivitätssyndrom (ADHS) in der Kindheit und dem Auftreten einer Borderline-Persönlichkeitsstörung im Jugendalter postulieren (vgl. Burke und Stepp 2012; Schmahl und Bohus 2009; Stepp 2012).

Eines der häufigsten Symptome der Borderline-Persönlichkeitsstörung im Jugendalter ist das Nicht-Suizidale Selbstverletzende Verhalten (NSSV) (Nock et al. 2006), dennoch ist es wichtig zu beachten, dass das NSSV alleine nicht die Diagnose einer Borderline-Persönlichkeitsstörung rechtfertigt (Kaess et al. 2014). Die Prävalenz von regelmäßigem NSSV liegt bei rund 7,4 % (Brunner et al. 2014), die für die Borderline-Persönlichkeitsstörung hingegen liegt bei nur 1,4 % (Johnson et al. 2008).

Daher ist es bei der Borderline-Persönlichkeitsstörung besonders wichtig, ausreichend Zeit für eine differenzialdiagnostische Abklärung einzuplanen. So ist bei vielen Jugendlichen mit Borderline-Persönlichkeitsstörung, die nicht selten auch in schwierigen Familienverhältnissen aufgewachsen sind oder die von zahlreichen negativen oder sogar traumatischen Kindheitserlebnissen berichten, die Abklärung zur Posttraumatischen Belastungsstörung unumgänglich, da diese oft als komorbide Erkrankung auftritt (Yen et al. 2002). Dennoch ist hervorzuheben, dass nicht jeder Patient mit negativen oder traumatischen Kindheitserlebnissen eine Borderline-Persönlichkeitsstörung aufweist (Kaess et al. 2011; Schmahl und Bohus 2009).

Als differenzialdiagnostisch schwierig abzugrenzen von der Borderline-Persönlichkeitsstörung ist die Bipolare II Störung, da beide Diagnosen ähnliche Symptome aufweisen (Kaess et al. 2014). Labilität, Probleme die Wut zu kontrollieren, Impulsivität und Suizidalität sind Symptome, die bei beiden Störungsbildern nicht selten vorkommen (Ruggero et al. 2010). Im Unterschied zeigen Personen mit Borderline-Persönlichkeitsstörung mehr und häufiger negative Gefühle, wechseln ihre Gefühlzustände schneller und unkontrollierter und häufig als Reaktion auf zwischenmenschliche Ereignisse. Bipolare II Störungen hingegen beginnen meist plötzlich im späten Jugendalter bzw. frühen Erwachsenenalter, remittieren nicht mit zunehmendem Alter, ihre Gefühlszustände sind oft von Erregtheit gekennzeichnet, und sie sind in der Regel von zwischenmenschlichen Ereignissen unabhängig (Bayes et al. 2014; Renaud et al. 2012).

Auch treten dissoziative (z. B. sich nicht real zu fühlen), paranoide (z. B. Berichte, verfolgt zu werden durch unbekannte Gestalten) und halluzinatorische (visuell und akustisch, z. B. in Form von Stimmen, Geräuschen oder Schatten) Symptome oft im Rahmen der Borderline-Persönlichkeitsstörung auf, sodass eine differenzialdiagnostische Abklärung zu psychotischen Störungen dringend erfolgen sollte. Diese Abklärung ist besonders wichtig, da diesen beiden Störungsbildern vollkommen verschiedene Behandlungspfade zu Grunde liegen. Sind die genannten Symptome eindeutig nicht im Rahmen einer psychotischen oder dissoziativen Störung, kann man den Patienten mit Borderline-Persönlichkeitsstörung eine unnötige, zeit- und kostenintensive und leider zwecklose medikamentöse Behandlung ersparen. Dammann und Walter (2003) zeigen in ihrer Arbeit eine hilfreiche Zusammenfassung von Symptomen zur differenzialdiagnostischen Abklärung. So beschreiben sie, dass Borderline-Patienten in der Regel keine formalen Denkstörungen, schwerwiegende Ich-Störungen wie Verwischung der Ich-Grenzen oder eine klare Aufhebung der inneren und äußeren Realität zeigen. Auch sollte an dieser Stelle festgehalten werden, dass bei Borderline-Patienten zumeist ein klarer Zusammenhang zu einer Belastungs- oder

Stresssituation hergestellt werden kann, wie ihn das Kriterium im ICD-10 auch verlangt.

Instrumente

Strukturiertes Assessment der Borderline-Persönlichkeitsstörung

Um die Diagnose einer Borderline-Persönlichkeitsstörung vergeben zu können, muss der Untersucher unterscheiden können, ob die berichteten Symptome Persönlichkeitstraits (also die Person kennzeichnende Persönlichkeitseigenschaften) oder Persönlichkeitsstates (also einen aktuellen Zustand, der über verschiedene Situation variiert) sind (Kaess et al. 2014). Nur wenn es sich um Persönlichkeitstraits handelt, ist die Diagnose einer Persönlichkeitsstörung angebracht. Das Vorgehen bei der Diagnostik der emotional instabilen Persönlichkeitsstörung des Borderline Typus im Jugendalter folgt im Grunde dem Vorgehen für Erwachsene. Berücksichtigt werden muss nur, dass die Kriterien aus dem Erwachsenalter oft in das Jugendalter übertragen werden müssen und einige der Formulierungen in den gängigen Diagnose-Interviews für alle Jugendliche nicht als adäquat betrachtet werden können (vgl. Schmeck und Schlüter-Müller 2009).

Auch sollte unterschieden werden, ob eine dimensionale oder eine kategoriale Diagnostik vorgenommen werden sollte. Bei der Kategorialen Diagnostik sollten die semistrukturierten Interviews zur Diagnosestellung nach DSM-IV oder ICD-10 genutzt werden, welche als der Goldstandard zur Diagnosestellung gelten. Dabei handelt es sich um die deutsche Version des SKID-II (Strukturiertes Klinisches Interview für DSM-IV, Achse II: Persönlichkeitsstörungen; (Fydrich et al. 1997)) und die deutsche Version des IPDE (International Personality Disorder Examination, ICD-10; Loranger 1996). Diese Interviews werden mit den Jugendlichen alleine durchgeführt, sind jedoch keine jugendspezifischen Interviews. Unseres Wissens nach gibt es bislang kein deutschsprachiges, jugendspezifisches Interview zur Diagnosestellung der Borderline-Persönlichkeitsstörungen nach ICD-10 oder DSM-5.

Das SKID-II ist ein zweistufiges Verfahren, bei dem die Patienten zunächst einen 117 Item langen Fragebogen ausfüllen sollen, von denen 14 Items Kernsymptome der Borderline-Persönlichkeitsstörung abfragen. In einem zweiten Schritt wird dann das semistrukturierte Interview durchgeführt, wobei aus Zeit-ökonomischen Gründen nur noch die im Fragebogen positiv beantworteten Fragen gestellt werden. Die Gesamtdurchführungszeit für das SKID-II liegt bei mindestens 45 Minuten. Führt man nur den Borderline-Teil des Interviews durch, können routinierte Kliniker diesen innerhalb von ca. 15 Minuten abfragen.

Das IPDE beginnt zunächst mit einem freien Teil, in dem die Lebensgeschichte der Patienten erfragt wird. Danach folgen Fragen zum Verhalten und zu anderen Bereichen. Die Gesamtdurchführungszeit für das IPDE liegt bei mind. 90 Minuten und kann in Einzelfällen auch bis zu vier Stunden dauern.

Erhebt man nur die Borderline-spezifischen Fragen, verkürzt sich die Dauer des Interviews auf etwa 30 Minuten.

Zu den Informationen aus dem klinischen Interview und dem dabei entstandenen klinischen Eindruck sollten stets auch Informationen von Dritten (Bezugspersonen, Vorbehandler) miteinbezogen werden, um eine richtige Diagnose stellen zu können. So sind beispielsweise Berichte Dritter, Vorbefunde und Informationen zur Lebensgeschichte grundlegende Informationen, die bei der Diagnosestellung nicht vernachlässigt werden sollten. Die Aufgabe des Klinikers ist das Zusammenfügen zu einem Gesamtbild und einer passenden Diagnose. In der Anamnese sollte daher erfragt werden, ob die Entwicklung des Jugendlichen alternsentsprechend war oder ob es vielleicht schon in der frühen Kindheit zu Problem kam. Auch die Frage wie vielen Kontakten es bisher zum Gesundheits- und Helfersystem gab und wie viele verschiedene Diagnosen zu verschiedenen Zeitpunkten gestellt wurden, können wichtige Hinweise geben.

Bei vielen Jugendlichen mit der Diagnose einer emotional instabilen Persönlichkeitsstörung des Borderline Typs finden sich häufiger als bei anderen Störungsbildern verschiedenste negative Kindheitserlebnisse (physischer, psychischer und sexueller Missbrauch, Vernachlässigung, Trennung von den Eltern) sowie abnorme psychosoziale Lebensbedingungen (Arbeitslosigkeit, psychisch erkrankte Eltern, keine Vaterfigur, etc.) (Battle et al. 2004; Kaess et al. 2014; Sharp und Romero 2007; Zanarini et al. 1997).

Auch sollte Marsha Linehan (1989) zu Folge versucht werden zu erfassen, ob es innerhalb der Ursprungsfamilien auch zu anderen invalidierenden Erlebnissen gekommen ist, wie beispielsweise eine nicht ausreichend konsistente Reaktion auf die Gefühle der Kinder, was zur Entstehung der Emotionsregulationsstörung beigetragen haben könnte (Gunderson 1996; Linehan 1989). Andere Elternvariablen, die erfragt werden sollten, können unsichere Bindung, elterliche Feindseligkeit und mütterliche Unbeständigkeit in der Erziehung sein – Studien liefern Hinweise, dass diese mit einem höheren Risiko zur Entwicklung einer Borderline-Persönlichkeitsstörung einhergehen (Carlson et al. 2009; Cohen et al. 2005; Johnson et al. 1999). Auch mütterliche Antipathie, Vernachlässigung sowie sexueller Missbrauch konnten zuletzt in Verbindung mit selbstverletzendem Verhalten gebracht werden (Kaess et al. 2013).

Neben dem SKID-II und dem IPDE gibt es zahlreiche andere Interviews. Ein psychoanalytisch basierte Interview, das die Persönlichkeitsstruktur erfasst, ist beispielswiese das nicht strukturierte Interview Personality Assessment Interview (PAI) in seiner modifizierten Version für Kinder und Jugendliche (Buchheim et al. 1987.; Kernberg 2000). Das PAI erfragt Objekt und Selbstrepräsentanz, Kognition, Affekte, die Fähigkeit zur Reflexion sowie die Empathiefähigkeit, und erfasst dadurch verschiedene Persönlichkeitsdimensionen.

Auch der Borderline Personality Disorder Severty Index-IV ist ein Interview zur Erfassung der DSM-IV Borderline Symptome für Jugendliche und deren Eltern (BPDSI-IV-ado/p; Schuppert et al. 2007). Die Jugendlichenversion besteht aus 72 Items, die die neun DSM-IV-Kriterien repräsentieren und vom Interviewer jeweils auf einer 11-stufigen Likert Skala bewertet werden. Es soll beurteilt werden, wie oft das Verhalten von 0 (nie) bis 10 (täglich) in den letzten drei

Monaten vorkam. Die einzige Ausnahme bilden die Fragen zur Identität, diese werden auf einer 5-stufigen Likert Skala nach ihrer Intensität von 0 (kam nicht vor) bis 4 (weiß nicht, wer sie/er ist). Es wird ein Summenwert, der zwischen 0 und 90 liegt, gebildet. Die Durchführung der Jugendlichenversion dauert etwa eineinhalb Stunden. Die Elternversion besteht aus 52 Items, die für sechs der neun Borderline-Kriterien des DSM-IV stehen und nach dem gleichen Prinzip wie die Jugendlichenversion bewertet werden. Die Durchführung der Erwachsenenversion dauert eine Stunde (Schuppert et al. 2012). Es existiert eine deutsche Version des BPD SI-IV (Kröger et al. 2013).

Erfassung von Persönlichkeitstraits mit Hilfe von Selbstratingfragebögen

Der Dimensional Assessment of Personality Pathology-Basic Questionnaire (DAPP-BQ; Krischer et al. 2007; Krischer et al. 2006) ist ein Fragebogen, der die abweichende Persönlichkeitsentwicklung dimensional mit Hilfe von 290 Items erfasst. Auf den vier Skalen emotionale Dysregulation, dissoziales Verhalten, Gehemmtheit und Zwanghaftigkeit werden die insgesamt 18 abgefragten Persönlichkeitstraits zugeordnet. Die Durchführungsdauer des DAPP-BQ liegt bei etwa 90 Minuten.

Das NEO-Personality Inventory-Revised (NEO-PI-R; Borkenau und Ostendorf 2008) erfasst auf Grundlage des Fünf-Faktoren-Modells von Costa und McCrae (1992) die fünf Dimensionen der Persönlichkeit mit je sechs Subskalen. Es ist für Jugendliche ab 14 Jahren geeignet. Außerdem existiert eine Kurzform des NEO, der NEO-FFI. Der NEO-FFI gilt Studien zufolge als reliables Instrument auch in der Anwendung bei Jugendlichen (Roth 2002).

Das Persönlichkeitsstil- und Störungsinventar (PSSI; Kuhl und Kazén 1997) ist ein Selbstbeurteilungsfragebogen und erfasst mit Hilfe von 140 Items insgesamt 14 Skalen der Persönlichkeit. Die Durchführungszeit beträgt 20 Minuten und ist für Jugendliche ab 14 Jahren geeignet.

All diese Fragebögen können Hinweise in Richtung einer pathologischen Persönlichkeitsentwicklung geben, reichen aber als alleinige Instrumente zur Diagnostik nicht aus.

Fragebogeninstrumente zur Erfassung der Borderline-Persönlichkeitsstörungs-Kriterien

Die Borderline Symptom Liste (BSL; Bohus et al. 2001; Bohus et al. 2009) erfragt mit Hilfe von 95 Items auf einer fünfstufigen Likert-Skala (0= überhaupt nicht, 4= sehr stark) die sieben Skalen Selbstwahrnehmung, Affektregulation, Autoaggression, Dysphorie, soziale Isolation, Intrusionen und Feindseligkeit. Die BSL kann durch Zusatzskalen ergänzt werden. Die interne Konsistenz liegt nach Cronbachs Alpha bei .97. Die Durchführungszeit beträgt 20 Minuten. Für die BSL existiert keine spezifische Version für Jugendliche.

Das Borderline Persönlichkeitsinventar (BPI; Leichsenring 1994; Leichsenring 1997) ist auf Basis des Konzepts der Persönlichkeitsorganisation von Kernberg (1993) designet worden. Es kann sowohl im klinischen als auch im wissenschaftlichen Kontext eingesetzt werden und gilt als reliables (Cronbachs Alpha zwischen .68 und .91) und valides Instrument. Mithilfe von 53 Fragen, auf die im dichotomisierten Antwortformat geantwortet werden kann, werden die vier Skalen Entfremdungserlebnisse und Identitätsdiffusion, primitive Abwehrmechanismen und Objektbeziehung, mangelnde Realitätsprüfung sowie Angst vor Nähe als Ausmaß der vorliegenden Symptomatik erfasst. Es liegen Cut-off-Werte vor, die eine Trennung zwischen Neurose, Schizophrenie und Borderline-Störung ermöglichen. Die Durchführungszeit liegt bei etwa 20 Minuten. Für das BPI existiert keine spezifische Version für Jugendliche.

Die Zanarini Rating Skala für Borderline Persönlichkeitsstörung (ZAN-BPS; Zanarini 2003; Zanarini 2007) ist ein klinisches Interview, das die neun Kriterien des DSM-IV-R erfragt. Die Schwere der Symptomatik wird für die zurückliegende Woche erfragt und auf einer 5-stufigen Skala (0= Keine Symptomatik, 4= schwere Symptomatik) bewertet. Die Durchführungsdauer liegt bei ca. 5 Minuten.

Der deutsche Borderline Personality Questionnaire (BPQ; Henze et al. 2013) ist ein reliables und valides Selbstbeurteilungsinstrument und umfasst 80 Items, die die neun Kriterien der Borderline-Persönlichkeitsstörung mit jeweils 7-9 Items beschreiben. Er kann dichtomosiert beantwortet werden (trifft nicht zu bis trifft zu). Die Durchführungszeit liegt bei etwa 10 Minuten.

Der Borderline Personality Feature Scale for Children (BPFSC; Crick et al. 2005) ist ein Selbstbeurteilungsfragebogen mit 24 Items, die auf einer 5-stufigen Likert-Skala (1= stimme gar nicht zu bis 5= absolut wahr) erfasst werden. Der Fragebogen ist ab einem Alter von 9 Jahren einsetzbar und es gibt hierzu auch eine Version für die Eltern (Chang et al. 2011). Sowohl die Kinder- als auch die Elternversion des Instruments haben eine gute Reliabilität (Cronbachs Alpha .89 bzw. .91). Auch gibt es eine 11 Item lange Kurzversion des BPFSC-11, welche eine vergleichbare Validität wie die Originalversion aufweist (Sharp et al. 2014). Aktuell liegt nach Wissen der Autoren leider keine deutsche Version der Instrumente vor.

Das Kognitive Inventar zur Borderline Persönlichkeitsstörung (KIB, Braakmann et al. 2011) erfragt mit Hilfe von 36 Items auf einer 5-stufigen Antwortskala (stimme überhaupt nicht zu bis stimme vollkommen zu) sieben Skalen sowie die Funktionen des selbstverletzenden Verhaltens. Die sieben Skalen sind Suizidalität und Selbstverletzung, Misstrauen und negative Sicht auf die Welt und das Selbst, Instabilität im Selbstbild, Verhalten und Affekt, Verlassenwerden verhindern, Impulsivität in selbstschädigenden Bereichen, dichotomes Denken und Wut. Das KIB zeigt eine gute Reliabilität und Validität (Braakmann et al. 2011).

Das Childhood Interview für DSM-IV Borderline Persönlichkeitsstörung von Mary Zanarini (CI-BPS; Zanarini 2003) ist das erste und einzige semistrukturiertes Interview zu Erfassung der Borderline-Kriterien für Kinder und Jugendliche. Die neun DSM-IV Kriterien werden dabei auf einer 3-stufigen Skala (n= nicht zutreffend, 2= Kriterium erfüllt) eingeschätzt. Nach Wissen der Autoren liegt jedoch leider keine deutsche Version des Interviews vor.

Spezielle Borderline-Symptome betreffende störungsspezifische Diagnostik

Selbstverletzung und Suizidalität

Das Self-Injurious Thoughts and Behaviors Interview: German (SITBI-G; Fischer et al. 2014) existiert sowohl in einer Kurzform als auch in einer Langform und gilt als valides und reliables Instrument. Die Langform des SITBI-G ist ein strukturiertes Interview, welches aus insgesamt 169 Items besteht, die thematisch in sechs Module zusammengefasst sind: Suizidgedanken, Suizidplanung, Suizidale Gesten, Suizidversuche, Gedanken an selbstverletzendes Verhalten und Selbstverletzendes Verhalten. Die Beantwortung der Interviewfragen erfolgt anhand einer vierstufigen Skala (0= kaum/gering bis 4= sehr viel/schwerwiegend). Jedes der insgesamt sechs Module wird durch eine Screening-Frage eingeleitet, die das Vorliegen der jeweiligen Gedanken bzw. des jeweiligen Verhaltens abfragt. Die Durchführung des gesamten Interviews dauert zwischen fünf und 30 Minuten.

Die deutsche Fassung des Self-Harm Behavior Questionnaire (SHBQ; Fliege et al. 2006) erfasst 65 Fragen zu selbstverletzendem Verhalten, Suizidgedanken, suizidalen Gesten und Suizidversuchen, die dichotomisiert beantwortet werden. Der SHBQ konnte als reliables und valides Instrument nachgewiesen werden (Fliege et al. 2006; Gutierrez et al. 2001; Muehlenkamp et al. 2010). Die Durchführungsdauer beträgt etwa 20 Minuten.

Das Modifizierte Ottawa/Ulm Selbstverletzungs-Inventar (MOUSI; Fegert und Plener 2005) ist ein Selbstbeurteilungsfragebogen zur Erfassung der Häufigkeit, des Alters zu Beginn der Selbstverletzung, zu den Ursachen, Methoden, Funktionen, Konsequenzen und der Therapie des selbstverletzenden Verhaltens sowie den Gedanken an derartige Verhaltensweisen. Dieses Instrument kann im Jugendbereich gut eingesetzt werden.

Das Functional Assessment of Self-Mutilation (FASM; Nock und Prinstein, 2004, Nock und Prinstein 2005) ist ebenfalls ein Selbstbeurteilungsverfahren zur Erfassung selbstverletzenden Verhaltens mit Hilfe von 42 Items (Nitkowski und Petermann 2009). Es erfragt die verschiedenen Funktionen und die Frequenz des selbstverletzenden Verhaltens sowie Gedanken zu Todeswünschen, Suizidgedanken, Suizidplänen und Suizidversuchen. Das FASM konnte als reliables und valides Instrument belegt werden (Nock und Prinstein 2004; Nock und Prinstein 2005). Die Durchführungszeit beträgt etwa fünf Minuten.

Der Deliberate Self-Harm Inventory (DSHI; Gratz 2001) ist ein Interview, welches mit Hilfe von 17 Items verschiedene Arten von selbstverletzendem Verhalten hinsichtlich ihres Auftretens und ihrer Häufigkeiten erfasst. In Studien konnte eine gute Reliabilität und Validität nachgewiesen werden.

Impulsivität

Die Barrett Impulsiveness Scale (BIS-II; Preuss et al. 2003; Preuss et al. 2008; Preuss et al. 2003) erfasst mit Hilfe von 30 Items sieben Faktoren der Impulsivität. Es gilt als valides Instrument (Cronbachs Alpha .83 bei klinischen Stichproben).

Die Impulsivitätsskala (IS-27, Kröger et al. 2007) ist ein reliables (.92) und valides Instrument zur Erfassung von Impulsivität bei Personen mit einer Borderline-Persönlichkeitsstörung und erfasst diese mit insgesamt 27 Items, die auf einer 5-stufigen Skala (gar nicht bis mehrmals täglich) eingeschätzt werden sollen. Die Durchführungsdauer liegt bei etwa 15 Minuten.

Emotionsregulation

Die Difficulties in Emotion Regulation Scale (DERS; Gratz und Roemer 2004) ist ein reliabler (.86) Selbstratingfragebogen mit 36 Items, welcher die emotionale Dysregulation misst. Das Antwortformat ist eine 5-stufige Likert-Skala (1= fast nie bis 4= fast immer).

Negative/traumatische Erlebnisse

Die deutsche Version des Childhood Experiences of Care and Abuse (CECA; Kaess et al. 2011) ist ein semistrukturiertes Interview zur retrospektiven Erhebung negativer Kindheitserlebnisse mit dazugehörigem, korrespondierendem Fragebogen CECA.Q zum Selbstbericht. Die Kernbereiche des Interviews sind sexueller und körperlicher Missbrauch sowie Antipathie und Vernachlässigung im familiären Rahmen vor dem 17. Lebensjahr. Zusätzlich zu den Kernbereichen beinhaltet das Interview auch die folgenden optionalen Skalen: psychischer Missbrauch, Verlust der Eltern, Unterstützung in der Kindheit, Rollenumkehr, Streit innerhalb der Familie, Gewalt zwischen den Eltern, elterliche Disziplin und Beaufsichtigung. Das gesamte Instrument ist sowohl für Jugendliche ab 13 Jahren als auch für Erwachsene geeignet. Es ist in der klinischen Praxis, in der Forensik und auch in der Forschung gut anwendbar. Den CECA.Q, welcher die Kernbereiche des Interviews abdeckt, gibt es in einer Version für Jugendliche und einer Version für Erwachsene.

Die deutsche Version des Childhood Trauma Questionnaire (CTQ; Klinitzke et al. 2012) erfasst mit Hilfe von 25 Items körperlichen, sexuellen und emotionalen Missbrauch sowie körperliche und emotionale Vernachlässigung. Drei Zusatzitems erfassen die Bagatellisierungsskala. Die Antworten werden auf einer 5-stufigen Likert-Skala (1= überhaupt nicht bis 5= sehr häufig) bewertet.

Das Essener Trauma-Inventar für Kinder und Jugendliche (ETI-KJ; Tagay et al. 2011) gilt als reliables und valides Screeninginstrument zur Erfassung traumatischer Erlebnisse und posttraumatischer Belastungsstörungen, welches sowohl im klinischen als auch im wissenschaftlichen Kontext eingesetzt werden kann. Es besteht aus 43 Items, die aus den Kriterien für die Posttraumatische

Belastungsstörung und der akuten Belastungsreaktion abgeleitet sind und sich auf fünf Teile erstreckt. Zu Beginn werden alle traumatischen Ereignisse genannt, dann soll das zutreffende traumatischste Ereignis herausgesucht und mit acht Fragen detaillierter erfasst werden. Im Anschluss daran wird die aktuell vorliegende Symptomatik im Zusammenhang mit dem Trauma abgefragt, es folgt eine zeitliche Einschätzung dieser, und am Ende wird die Einschränkung des Funktionsniveaus erfragt.

Dissoziatives Erleben

Das Heidelberger Dissoziations-Inventar (HDI; Armstrong et al. 1997; Brunner et al. 1999), welches sowohl in einer Erwachsenen- als auch in einer Jugendlichenform vorliegt, ist die deutsche Version der Dissociative Experiences Scale-II (DES-II; Carlson und Putnam 1993) und der Adolescent Dissociative Experiences Scale (A-DES; Armstrong et al. 1997). Es besteht aus einem Selbsteinschätzungsfragebogen und einem strukturierten klinischen Interview, mit dessen Hilfe es die dissoziative Symptomatik sowohl dimensional als auch kategorial erfasst. In der Version für Jugendliche (SDE-J) umfasst der Fragebogen 30 Items, die das dissoziative Erleben im Alltag erfragen und auf einer 11-stufigen Skala (0= nie, 10= immer) beantwortet wird. Der SDE-J gliedert sich in vier Subskalen: Dissoziative Amnesien, Absorption und imaginative Involviertheit, passive Beeinflussung sowie Depersonalisation/Derealisation. Es kann ein Rohwert gebildet werden, welcher in einer Normtabelle in einen T-Wert umwandelbar ist. Die insgesamt 77 Fragen des Interviews erfassen zehn dissoziative Störungsbereiche: (1) Dissoziative Amnesie, (2) Dissoziative Fuge, (3) Dissoziativen Stupor, (4) Trance- und Besessenheitszustände, (5) Dissoziative Bewegungsstörungen, (6) Dissoziative Krampfanfälle, (7) Dissoziative Sensibilitäts- und Empfindungsstörungen, (8) Ganser-Syndrom, (9) Dissoziative Identitätsstörung sowie (10) Depersonalisations- und Derealisationsstörungen. Das Interview ermöglicht sowohl die Diagnosestellung als auch eine Einschätzung des Schweregrads. Der SDE-J gilt als reliables (.91) und aufgrund seiner Nähe zu den ICD-10- und DSM-IV-Kriterien als valides Instrument. Die Durchführungszeit für den Fragebogen beträgt etwa 15 Minuten, die für das klinische Interview etwa 45–60 Minuten.

Diagnostik für komorbide Störungen

Zur Klärung komorbider Diagnosen kann unter anderem die deutsche Version des Mini-International Neuropsychiatric Interview für Kinder- und Jugendliche (M.I.N.I- KID) 6.0, der Schedule for Affective Disorders and Schizophrenia for School Aged Children-Present and Lifetime Version (KIDDIE –SADS; Kaufman et al. 1997; Kaufman und Schweder 2004) oder auch das Diagnostische Interview bei psychischen Störungen im Kindes- und Jugendalter (Kinder-DIPS; Schneider et al. 2008) herangezogen werden.

Das M.I.N.I.-KID (Sheehan et al. 1998) ist ein kurzes strukturiertes diagnostisches Interview, welches die gängigen psychiatrischen ICD-10- und DSM-IV-

Diagnosen abdeckt. Jedes der insgesamt 24 Module beginnt mit 2–4 Screeningfragen, die Durchführungsdauer für das Interview beträgt etwa 30 Minuten.

Der KIDDIE-SADS ist ein semistrukturiertes diagnostisches Interview, welches ebenfalls die 30 gängigen psychiatrischen ICD-10- und DSM-IV-Diagnosen abdeckt. Es ist vorgesehen, dass das Interview jeweils mit dem Jugendlichen und dann mit einem Elternteil durchgeführt wird. Zu Beginn erfolgt eine 10–15minütige allgemeine Einführung, dann schließen 82 Items zu den verschiedenen Diagnosen an. Die Durchführungsdauer beträgt ca. 90 Minuten pro Interview, also insgesamt zwischen 2,5 und 3 Stunden.

Das Kinder-DIPS ist ein strukturiertes Interview für Kinder und Jugendliche, welches die gängigen DSM-IV-R Diagnosen erfasst. Es beginnt mit einem klinisch demografischen Teil, an den sich dann die Fragen zu den Störungsbildern anschließen. Es gibt sowohl eine Version für Eltern als auch für Kinder und Jugendliche. Die Durchführungsdauer beträgt pro Interview etwa 60–120 Minuten.

Literatur

American Psychiatric Association, DSM-5 Task Force (2013) Diagnostic and statistical manual of mental disorders: DSM-5. Arlington, Va.: American Psychiatric Association.

Armstrong J G, Putnam F W, Carlson E B, Libero D Z, Smith S R (1997) Development and validation of a measure of adolescent dissociation: the Adolescent Dissociative Experiences Scale. The Journal of Nervous and Mental Disease, 185(8): 491–497.

Battle C L, Shea M T, Johnson D M, Yen S, Zlotnick C, Zanarini M C, Morey L C (2004) Childhood maltreatment associated with adult personality disorders: findings from the Collaborative Longitudinal Personality Disorders Study. Journal of Personality Disorders, 18(2): 193–211. doi: 10.1521/pedi. 2005.19.5.487

Bayes A, Parker G, Fletcher K (2014) Clinical differentiation of bipolar II disorder from borderline personality disorder. Current Opinion in Psychiatry, 27(1): 14–20. doi:10.1097/YCO.0000000000000021

Bohus M, Kleindienst N, Limberger M F, Stieglitz R-D, Domsalla M, Chapman A L, Wolf M (2009) The short version of the Borderline Symptom List (BSL-23): Development and initial data on psychometric properties. Psychopathology, 42(1): 32–39.

Bohus M, Limberger M F, Frank U, Sender I, Gratwohl T, Stieglitz R-D (2001) Entwicklung der Borderline-Symptom-Liste. = Development of the Borderline Symptom List (BSL) Psychotherapie Psychosomatik Medizinische Psychologie, 51(5): 201–211.

Bohus M, Schmahl C, Lieb K (2004) New developments in the neurobiology of borderline personality disorder. Current Psychiatry Reports, 6(1): 43–50.

Borkenau P, Ostendorf F (2008) NEO-Fünf-Faktoren Inventar (2., neu normierte und vollst. überarb. Aufl.). Göttingen; Bern; Wien [u. a.]: Hogrefe.

Braakmann D, Philipp A, Gelo O, Beisel S, Hüppe M, Sipos V, Schweiger U (2011) Das Kognitive Inventar für Borderline-Persönlichkeitsstörung (KIB): Eine untersuchung zur reliabilität und validität. = The Cognitive Inventory for Borderline Personality Disorder (KIB). An investigation of its reliability and validity. Zeitschrift für Klinische Psychologie und Psychotherapie: Forschung und Praxis, 40(1): 1–10.

Brunner R, Kaess M, Parzer P, Fischer G, Carli V, Hoven C W, Wasserman D (2014) Life-time prevalence and psychosocial correlates of adolescent direct self-injurious behavior: a comparative study of findings in 11 European countries. Journal of Child Psychology and Psychiatry, and Allied Disciplines, 55(4): 337–348. doi:10.1111/jcpp.12166

Brunner R, Resch F, Parzer P, Koch E (1999) Heidelberger Dissoziations-Inventar (HDI) – Instrument zur dimensionalen und kategorialen Erfassung dissoziativer Symptomatologie bei Jugendlichen und Erwachsenen. Frankfurt: Swets Test Services.

Buchheim A, Cierpka M, Kächele H, Jimenez P (1987) Das »Strukturelle Interview" – ein Beitrag zur Integration von Psychopathologie und Psychodynamik im psychiatrischen Erstgespräch. Fundamenta Psychiatrica, 1: 154–161.

Burke J D, Stepp S D (2012) Adolescent disruptive behavior and borderline personality disorder symptoms in young adult men. Journal of Abnormal Child Psychology, 40 (1): 35–44.doi:10.1007/s10802-011-9558-7

Carlson E A, Egeland B, Sroufe L A (2009) A prospective investigation of the development of borderline personality symptoms. Development and Psychopathology, 21(4): 1311–1334. doi:10.1017/S0954579409990174

Carlson E B, Putnam F W (1993) Dissociative Experiences Scale- II (DES-II).

Chanen A M, Jackson H J, McGorry P D, Allot K A, Clarkson V, Yuen H P (2004) Two-year stability of personality disorder in older adolescent outpatients. Journal of Personality Disorders, 18(6): 526–541.doi:10.1521/pedi.18.6.526.54798

Chanen A M, Jovev M, Jackson H J (2007) Adaptive functioning and psychiatric symptoms in adolescents with borderline personality disorder. The Journal of Clinical Psychiatry, 68(2): 297–306.

Chanen A M, McCutcheon L K (2008) Personality disorder in adolescence: The diagnosis that dare not speak its name. Personality and Mental Health, 2(1): 35–41. doi:10.1002/pmh.28

Chang B, Sharp C, Ha C (2011) The criterion validity of the Borderline Personality Features Scale for Children in an adolescent inpatient setting. Journal of Personality Disorders, 25(4): 492–503. doi:10.1521/pedi.2011.25.4.492

Chen E Y, Brown M Z, Lo T T Y, Linehan M M (2007) Sexually transmitted disease rates and high-risk sexual behaviors in borderline personality disorder versus borderline personality disorder with substance use disorder. The Journal of Nervous and Mental Disease, 195(2): 125–129. doi:10.1097/01.nmd. 0000254745.35582.f6

Cohen P, Crawford T N, Johnson J G, Kasen S (2005) The children in the community study of developmental course of personality disorder. Journal of Personality Disorders, 19(5): 466–486.doi:10.1521/pedi.2005.19.5.466

Costa PT Jr, McCrae RR (1992). The Five-Factor Model of Personality and Its Relevance to Personality Disorders. Journal of Personality Disorders: Vol. 6, No. 4, pp. 343-359. doi: 10.1521/pedi.1992.6.4.343

Crick N R, Murray-Close D, Woods K (2005) Borderline personality features in childhood: a short-term longitudinal study. Development and Psychopathology, 17(4): 1051–1070.

Dammann G, Walter M (2003) . Zur Differenzialdiagnose psychotischer Symptome bei Jugendlichen und jungen Erwachsenen mit Borderlinestörungen. Psychiatrische Praxis, 30(6): 304–311. doi:10.1055/s-2003-42163

Deutsche Gesellschaft für Psychiatrie, Psychotherapie und Nervenheilkunde (2008) S2-Leitlinien für Persönlichkeitsstörungen (Auflage: 2009.). Heidelberg: Steinkopff.

Dulz B, Kernberg O F (2011) Handbuch der Borderline-Störungen: mit 90 Tabellen. Schattauer Verlag.

Erikson E H (1973) Identität und Lebenszyklus. Drei Aufsätze. (K. Hügel, Trans.) (Auflage: 27.). Frankfurt am Main: Suhrkamp Verlag.

Fegert J M, Plener P L (2005) Modifizierte Ottawa-Ulm Selbstverletzungs- Inventar (MOUSI). Universität Ulm, Ulm.

Fischer G, Ameis N, Parzer P, Plener P L, Groschwitz R C, Vonderlin E, Kaess M (2014) The German version of the Self-Injurious Thoughts and Behaviors Interview (SITBI-G): a tool to assess non-suicidal self-injury and suicidal behavior disorder. BMC Psychiatry. 14:265. doi: 10.1186/s12888-014-0265-0.

Fliege H, Kocalevent R-D, Walter O B, Beck S, Gratz K L, Gutierrez P M, Klapp B F (2006) Three assessment tools for deliberate self-harm and suicide behavior: evaluation and psychopathological correlates. Journal of Psychosomatic Research, 61(1): 113–121. doi:10.1016/j.jpsychores.2005.10.006

Fonagy P, Gergely G, Jurist E, Target M (2005) Affect Regulation, Mentalization, and the Development of Self (1 edition.). New York: Other Press.

Fydrich T, Renneberg B, Schmitz B, Wittchen H-U (1997) SKID-II – Strukturiertes Klinisches Interview für DSM-IV, Achse II: Persönlichkeitsstörungen. Göttingen: Hogrefe.

Gratz K L (2001) Measurement of Deliberate Self-Harm: Preliminary Data on the Deliberate Self-Harm Inventory. Journal of Psychopathology and Behavioral Assessment, 23 (4): 253–263.doi:10.1023/A:1012779403943

Gratz K L, Roemer L (2004) Multidimensional Assessment of Emotion Regulation and Dysregulation: Development, Factor Structure, and Initial Validation of the Difficulties in Emotion Regulation Scale. Journal of Psychopathology and Behavioral Assessment, 26(1): 41–54. doi:10.1023/B:JOBA.0000007455.08539. 94

Gunderson J G (1996) The borderline patient's intolerance of aloneness: insecure attachments and therapist availability. The American Journal of Psychiatry, 153(6): 752–758.

Gutierrez P M, Osman A, Barrios F X, Kopper B A (2001) Development and initial validation of the Self-harm Behavior Questionnaire. Journal of Personality Assessment, 77 (3): 475–490.doi:10.1207/S15327752JPA7703_08

Henze R, Barth J, Parzer P, Bertsch K, Schmitt R, Lenzen C, Kaess M (2013) [Validation of a screening instrument for borderline personality disorder in adolescents and young adults – psychometric properties and association with the patient's self-esteem]. Fortschritte der Neurologie-Psychiatrie, 81(6): 324–330. doi:10.1055/s-0033-1335408

Himelick A J, Walsh J (2002) Nursing Home Residents with Borderline Personality Traits- Clinical social work interventions. Journal of Gerontological Social Work, 37 (1): 49-63.

Johnson J G, Cohen P, Brown J, Smailes E M, Bernstein D P (1999) Childhood maltreatment increases risk for personality disorders during early adulthood. Archives of General Psychiatry, 56(7): 600–606.

Johnson J G, Cohen P, Kasen S, Skodol A E, Hamagami F, Brook J S (2000) Age-related change in personality disorder trait levels between early adolescence and adulthood: A community-based longitudinal investigation. Acta Psychiatrica Scandinavica, 102(4): 265–275.

Johnson J G, Cohen P, Kasen S, Skodol A E, Oldham J M (2008) Cumulative prevalence of personality disorders between adolescence and adulthood. Acta Psychiatrica Scandinavica, 118(5): 410–413. doi:10.1111/j.1600-0447.2008.0123 1.x

Jovev M, Garner B, Phillips L, Velakoulis D, Wood S J, Jackson H J, Chanen A M (2008) An MRI study of pituitary volume and parasuicidal behavior in teenagers with first-presentation borderline personality disorder. Psychiatry Research: Neuroimaging, 162(3): 273–277.doi:10.1016/j.pscychresns.2007.12.003

Kaess M, Brunner R, Chanen A (2014) Borderline personality disorder in adolescence. Pediatrics, 134(4): 782–793. doi:10.1542/peds.2013-3677

Kaess M, Parzer P, Mattern M, Plener P L, Bifulco A, Resch F, Brunner R (2013) Adverse childhood experiences and their impact on frequency, severity, and the individual function of nonsuicidal self-injury in youth. Psychiatry Research, 206(2-3): 265–272. doi:10.1016/j.psychres.2012.10.012

Kaess M, Parzer P, Mattern M, Resch F, Bifulco A, Brunner R (2011) Childhood Experiences of Care and Abuse (CECA): Validierung der deutschen Version von Fragebogen und korrespondierendem Interview sowie Ergebnisse einer Untersuchung von Zusammenhängen belastender Kindheitserlebnisse mit suizidalen Verhaltensweisen. Zeitschrift für Kinder- und Jugendpsychiatrie und Psychotherapie, 39(4): 243–252. doi:10.1024/1422-4917/a000115

Kaess M, Resch F, Parzer P, von Ceumern-Lindenstjerna I-A, Henze R, Brunner R (2013) Temperamental patterns in female adolescents with borderline personality disorder. The Journal of Nervous and Mental Disease, 201(2): 109–115. doi:10.1097/NMD.0b013e31827f6480

Kaess M, Simmons J G, Whittle S, Allen N (2013) 1526 – Attenuation of the hypothalamic-pituitary-adrenal axis as a consequence of childhood adversity – a possible mechanism of sex-specific vulnerability for psychiatric disorders in adolescence? European Psychiatry, 28, Supplement 1, 1. doi:10.1016/S0924-9338(13)76540-4

Kaess M, von Ceumern-Lindenstjerna I-A, Parzer P, Chanen A, Mundt C, Resch F, Brunner R (2013) Axis I and II comorbidity and psychosocial functioning in female adolescents with borderline personality disorder. Psychopathology, 46(1): 55–62. doi:10.1159/000338715

Kaufman J, Birmaher B, Brent D, Rao U, Flynn C, Moreci P, Ryan N (1997) Schedule for Affective Disorders and Schizophrenia for School-Age Children-Present and Lifetime Version (K-SADS-PL): initial reliability and validity data. Journal of the American Academy of Child and Adolescent Psychiatry, 36(7): 980–988. doi:10.1097/00004583-199707000-00021

Kaufman J, Schweder A E (2004) The Schedule for Affective Disorders and Schizophrenia for School-Age Children: Present and Lifetime version (K-SADS-PL). In M. J. Hilsenroth & D. L. Segal (Eds.), Comprehensive handbook of psychological assessment, Vol. 2: Personality assessment. (pp. 247–255). Hoboken, NJ, US: John Wiley & Sons Inc.

Kernberg, O. F. (1993). Borderline-Persönlichkeitsorganisation und Klassifikation der Persönlichkeitsstörungen (45-56) In O. F. Kernberg, B. Dulz, & U. Sachsse (Hrsg.), Handbuch der Borderline-Störungen. Stuttgart: Schattauer.

Kernberg P F (2000) Personality Disorders in Children and Adolescents. New York, NY: Basic Books.

Klinitzke G, Romppel M, Häuser W, Brähler E, Glaesmer H (2012) Die deutsche Version des Childhood Trauma Questionnaire (CTQ) – psychometrische Eigenschaften in einer bevölkerungsrepräsentativen Stichprobe. PPmP – Psychotherapie Psychosomatik Medizinische Psychologie, 62(02): 47–51. doi:10.1055/s-0031-1295495

Klonsky E D (2007) The functions of deliberate self-injury: a review of the evidence. Clinical Psychology Review, 27(2): 226–239. doi:10.1016/j.cpr.2006.08.002

Klonsky E D (2008) What is Emptiness? Clarifying the 7th Criterion for Borderline Personality Disorder. Journal of Personality Disorders, 22(4): 418–426. doi:10.1521/pedi.2008.22.4.418

Krischer M K, Sevecke K, Lehmkuhl G, Pukrop R (2007) Dimensional Assessment of Personality Pathology in Female and Male Juvenile Delinquents. Journal of Personality Disorders, 21(6): 675–689. doi:10.1521/pedi.2007.21.6.675

Krischer M, Sevecke K, Döpfner M, Lehmkuhl G (2006) Personality disorder traits in childhood and adolescence: concepts, methodological approaches and empirical results. Zeitschrift für Kinder- und Jugendpsychiatrie und Psychotherapie, 34(2): 87–99; quiz 100.

Kröger C, Holdstein D, Lombe A, Schweiger U, Kosfelder J (2007) Konstruktion eines störungsspezifischen Instruments zur Erfassung der Impulsivität der Borderline-Persönlichkeitsstörung. = Contraction of a disorder-related instrument to measure impulsivity of borderline personality disorder. Zeitschrift für Klinische Psychologie und Psychotherapie: Forschung und Praxis, 36(4): 290–297.

Kröger C, Vonau M, Kliem S, Roepke S, Kosfelder J, Arntz A (2013) Psychometric properties of the German version of the borderline personality disorder severity index–version IV. Psychopathology, 46(6), 396–403. doi:10.1159/000345404

Kuhl J, Kazén M (1997) Persönlichkeits-Stil- und Störungs-Inventar. Göttingen, Bern [u. a.]: Hogrefe, Verl. für Psychologie.

Leichsenring F (1994) Zur empirischen Erfassung der Borderline-Persönlichkeitsorganisation: Entwicklung und erste Überprüfung des »Borderline-Persönlichkeits-Inventars" (BPI). = Empirical measurement of borderline personality organization: Development and initial results of the »Borderline Personality Inventory." Zeitschrift für Klinische Psychologie, 23(4): 276–293.

Leichsenring F (1997) Borderline-Persönlichkeits-Inventar. Hogrefe.

Leichsenring F, Leibing E, Kruse J, New A S, Leweke F (2011) Borderline personality disorder. Lancet, 377(9759): 74–84. doi:10.1016/S0140-6736(10)61422-5

Linehan M (1993) Cognitive-Behavioral Treatment of Borderline Personality Disorder (1 edition.). New York: The Guilford Press.

Linehan M M (1989) Dialektische Verhaltenstherapie bei Borderline-Persönlichkeitsstörungen. Praxis Der Klinischen Verhaltens-medizin Und Rehabilitation, 8: 220–227.

Loranger A W (1996) IPDE: International Personality Disorder Examination (W. [Bearb. . Mombour, Ed.) (Deutschspr. Ausg. / bearb. von W. Mombour.). Bern: Huber.

Miller A L, Muehlenkamp J J, Jacobson C M (2008) Fact or fiction: diagnosing borderline personality disorder in adolescents. Clinical Psychology Review, 28(6): 969–981. doi:10.1016/j.cpr.2008.02.004

Muehlenkamp J J, Cowles M L, Gutierrez P M(2010) Validity of the Self-Harm Behavior Questionnaire with diverse adolescents. Journal of Psychopathology and Behavioral Assessment, 32(2): 236–245. doi:10.1007/s10862-009-9131-7.

Nitkowski D, Petermann F (2009) Verhaltensdiagnostik selbstverletzenden Verhaltens. Nervenheilkunde, 28(4): 227–231.

Nock M K, Joiner T E Jr, Gordon K H, Lloyd-Richardson E, Prinstein M J (2006) Nonsuicidal self-injury among adolescents: diagnostic correlates and relation to suicide attempts. Psychiatry Research, 144(1): 65–72. doi:10.1016/ j.psychres.2006.05.010

Nock M K, Prinstein M J (2004) A functional approach to the assessment of self-mutilative behavior. Journal of Consulting and Clinical Psychology, 72(5): 885–890. doi:10.1037/0022-006X.72.5.885

Nock M K, Prinstein M J (2005) Contextual features and behavioral functions of self-mutilation among adolescents. Journal of Abnormal Psychology, 114(1): 140–146. doi:10.1037/0021-843X.114.1.140

Paris J, Zweig-Frank H (2001) A 27-year follow-up of patients with borderline personality disorder. Comprehensive Psychiatry, 42(6): 482–487. doi:10.1053/ comp.2001.26271

Preuss U-W, Rujescu D, Giegling I, Koller G, Bottlender M, Engel R R, Soyka M (2003) Barratt Impulsiveness Scale – deutsche Fassung. Fortschritte der Neurologie Psychiatrie. 71(10):527-34.

Preuss U W, Rujescu D, Giegling I, Koller G, Bottlender M, Engel R R, Soyka M (2003) Factor structure and validity of a german version of the barratt impulsiveness scale. Fortschritte der Neurologie-Psychiatrie, 71(10): 527–534. doi:10.1055/s-2003-42872

Preuss U W, Rujescu D, Giegling I, Watzke S, Koller G, Zetzsche T, Möller H J (2008) Psychometric evaluation of the German version of the Barratt Impulsiveness Scale. Der Nervenarzt, 79(3): 305–319. doi:10.1007/s00115-007-2360-7

Renaud S, Corbalan F, Beaulieu S (2012) Differential diagnosis of bipolar affective disorder type II and borderline personality disorder: analysis of the affective dimension. Comprehensive Psychiatry, 53(7): 952–961. doi:10.1016/ j.comppsych.2012.03.004

Rinne T, de Kloet E R, Wouters L, Goekoop J G, DeRijk R H, van den Brink W (2002) Hyperresponsiveness of hypothalamic-pituitary-adrenal axis to combined dexamethasone/corticotropin-releasing hormone challenge in female borderline personality disorder subjects with a history of sustained childhood abuse. Biological Psychiatry, 52(11): 1102–1112.

Roth M (2002) Überprüfung der Anwendbarkeit des NEO-Fünf-Faktoren Inventars (NEO-FFI) bei Jugendlichen im Alter zwischen 14 und 16 Jahren. = Evaulation of the applicability of the NEO Five Factor Inventory (NEO-FFI-German version) to adolescents aged 14 to 16. Diagnostica, 48(2): 59–67.

Ruggero C J, Zimmerman M, Chelminski I, Young D (2010) Borderline personality disorder and the misdiagnosis of bipolar disorder. Journal of Psychiatric Research, 44(6): 405–408. doi:10.1016/j.jpsychires.2009.09.011

Sansone R A, Wiederman M W (2014) Sex and age differences in symptoms in borderline personality symptomatology. International Journal of Psychiatry in Clinical Practice, 18(2): 145–149. doi:10.3109/13651501.2013.865755

Schmahl C, Bohus M (2009) Psychopathologie und Therapie der Borderline-Persönlichkeitsstörung. Deutsches Ärzteblatt CME Kompakt 2009; 1(1). 20a-g.

Schmeck K, Schlüter-Müller S (2009) Persönlichkeitsstörungen im Jugendalter. Berlin, Heidelberg: Springer Berlin Heidelberg. doi:10.1007/978-3-540-34528-2.

Schneider S, Unnewehr S, Margraf J (2008) Kinder-DIPS: Diagnostisches Interview bei psychischen Störungen im Kindes- und Jugendalter (Auflage: 2., aktualisierte u. erw. Aufl. 2009.). Heidelberg: Springer.

Schuppert H M, Bloo J, Minderaa R B, Emmelkamp P M G, Nauta M H (2012) Psychometric evaluation of the Borderline Personality Disorder Severity Index-IV–adolescent version and parent version. Journal of Personality Disorders, 26(4): 628–640. doi:10. 1521/pedi.2012.26.4.628

Schuppert H M, Nauta M H, Giesen-Bloo J (2007.) Borderline personality disorder severity index—IV—adolescent and parent version. unpublished manual, Groningen, Accare.

Sharp C, Romero C (2007) Borderline personality disorder: A comparison between children and adults. Bulletin of the Menninger Clinic, 71(2): 85–114. doi:10. 1521/bumc. 2007.71.2.85

Sharp C, Steinberg L, Temple J, Newlin E (2014) An 11-item measure to assess borderline traits in adolescents: Refinement of the BPFSC using IRT. Personality Disorders: Theory, Research, and Treatment, 5(1): 70–78. doi:10.1037 /per0000057

Sheehan D V, Lecrubier Y, Sheehan K H, Amorim P, Janavs J, Weiller E, Dunbar G C (1998) The Mini-International Neuropsychiatric Interview (M.I.N.I.): the development and validation of a structured diagnostic psychiatric interview for DSM-IV and ICD-10. The Journal of Clinical Psychiatry, 59 Suppl 20: 22–33; quiz 34–57.

Siever L J, Torgersen S, Gunderson J G, Livesley W J, Kendler K S (2002) The borderline diagnosis III: identifying endophenotypes for genetic studies. Biological Psychiatry, 51 (12): 964–968.

Stepp S D (2012) Development of borderline personality disorder in adolescence and young adulthood: introduction to the special section. Journal of Abnormal Child Psychology, 40(1): 1–5. doi:10.1007/s10802-011-9594-3

Stiglmayr C E, Shapiro D A, Stieglitz R D, Limberger M F, Bohus M (2001) Experience of aversive tension and dissociation in female patients with borderline personality disorder – a controlled study. Journal of Psychiatric Research, 35(2): 111–118.

Tagay S, Düllmann S, Hermans E, Repic N, Hiller R, Senf W (2011) Das Essener Trauma-Inventar für Kinder und Jugendliche (ETI-KJ). = The Essen Trauma-Inventory for Children and Adolescents (ETI-CA). Zeitschrift für Kinder- und Jugendpsychiatrie und Psychotherapie, 39(5): 323–340.

Torgersen S, Lygren S, Oien P A, Skre I, Onstad S, Edvardsen J, Kringlen E (2000) A twin study of personality disorders. Comprehensive Psychiatry, 41(6): 416–425. doi: 10.1053/comp.2000.16560

Whitlock J, Eckenrode J, Silverman D (2006.) Self-injurious Behaviors in a College Population. Pediatrics,117(6):1939-48.

World Health Organization (2005) ICD-10 international statistical classification of diseases and related health problems. World Health Organization.

Yen S, Shea M T, Battle C L, Johnson D M, Zlotnick C, Dolan-Sewell R, McGlashan T H (2002) Traumatic exposure and posttraumatic stress disorder in borderline, schizotypal, avoidant, and obsessive-compulsive personality disorders: findings from the collaborative longitudinal personality disorders study. The Journal of Nervous and Mental Disease, 190(8): 510–518. doi:10. 1097/01.NMD.0000026620.66764.78

Zanarini M C (2003) The Childhood Interview for DSM-IV Borderline Personality Disorder (CI-BPD). Belmont, MA: McLean Hospital and Harvard Medical School;

Zanarini M C (2003) Zanarini Rating Scale for Borderline Personality Disorder (ZAN-BPD): A continuous measure of DSM-IV borderline psychopathology. Journal of Personality Disorders, 17(3): 233–242.

Zanarini M C (2007) Zanarini Rating Scale for Borderline Personality Disorder (Auflage: 1.). Jones and Bartlett Publishers, Inc.

Zanarini M C, Williams A A, Lewis R E, Reich R B, Vera S C, Marino M F, Frankenburg F R (1997) Reported pathological childhood experiences associated with the development of borderline personality disorder. The American Journal of Psychiatry, 154(8): 1101–1106.

4 Grundprinzipien der Frühintervention von Borderline-Störungen im Jugendalter

Michael Kaess

Potentielle Vorteile von Frühintervention bei Borderline-Persönlichkeitsstörungen

Wie bereits in Kapitel 1 dieses Buches aufgeführt, sollte die Früherkennung (weiter verdeutlicht in Kapitel 3) und die daraus resultierende Frühintervention im Bereich der Borderline-Persönlichkeitsstörungen in den kommenden Jahren zunehmend in die klinische Praxis der Kinder- und Jugendpsychiatrie und Kinder- und Jugendlichenpsychotherapie integriert werden. Auch wenn die prospektiven Wirksamkeitsnachweise, zumindest für den Langzeiteffekt einer solchen Frühbehandlung, noch ausstehen, gibt es doch einige bedeutsame Vorteile, die für ein solches Vorgehen postuliert werden können.

Im Idealfall sollte eine Frühintervention in einer Remission der Erkrankung enden. Diese ist natürlich bei Borderline-Störungen nicht in kurzer Zeit zu erreichen, da die Symptomatik oftmals einen nicht klar definierbaren Beginn und daher auch kein klar definierbares Ende hat. Dennoch zeigen internationale Daten bei Erwachsenen, dass die absolute Mehrheit der Patienten mit Borderline-Persönlichkeitsstörung remittieren, zum Teil allerdings erst nach 10–15 Jahren (Gunderson et al. 2011; Zanarini et al. 2012), und dann auch nur mit oftmals gravierenden Auswirkungen auf das psychosoziale Funktionsniveau und die Lebensqualität. Auch wenn eine schnelle Remission, wie es sie etwa bei psychotischen Ersterkrankungen gibt, bei dieser Patientengruppe nicht leicht zu erreichen sein wird, so zeigen Therapiestudien bei Erwachsenen wie Jugendlichen, dass eine deutliche Verringerung der Symptomatik und somit auch eine Verkürzung der Erkrankungsdauer erreicht werden kann. Diese Verkürzung wiederum beinhaltet das Potenzial zur Verringerung sekundärer Folgeschäden der Borderline-Störung, von denen hier einige thematisiert werden sollen:

Reduktion von kumulativen traumatischen Erlebnissen

Patienten mit Borderline-Persönlichkeitsstörung sind häufig frühkindlich traumatisiert (vgl. dazu Zanarini et al. 1997; Afifi et al. 2011), dies gilt insbesondere auch für die Population der jugendlich Erkrankten (vgl. dazu Infurna et al. in Druck). Unglücklicherweise haben diese Patienten jedoch auch ein besonderes Risiko, im weiteren Verlauf ihres Lebens immer wieder re-traumatisiert zu werden. In einer Längsschnittuntersuchung über einen Zeitraum von sechs Jahren konnten Zanarini und Kollegen (2005) bei erwachsenen Patienten mit Borderline-Störungen ein dramatisch erhöhtes Risiko für das weitere Vorkommen verschiedenster Missbrauchserfahrungen (sexuell, körperlich, psychisch) feststellen (vgl. dazu Zanarini et al. 2005). Diese Re-Traumaisierungen waren wiederum mit einer erschwerten und verzögerten Symptomremission assoziiert. Eine frühe Behandlung von Borderline-Störungen kann die Anzahl und Schwere der über die Lebensspanne akquirierten Traumata deutlich senken und somit die Prognose erheblich verbessern.

Reduktion iatrogener Schädigung

Im Rahmen der Behandlung von Patienten mit Borderline-Persönlichkeitsstörungen kommt es leider allzu häufig zu iatrogenen Schädigung dieser Patientengruppe, z. B. durch langwierige Hospitalisierung oder unnötige Polypharmakotherapie (Chanen und McCutcheon 2013). Beides steht oftmals in engem Zusammenhang mit unzureichender Diagnosestellung der Borderline-Persönlichkeitsstörung; diese wird fälschlicherweise als schwere affektive Störung oder gar psychotische Störung eingeordnet (Kaess et al. 2014). Oftmals sind diese Probleme auch Ausdruck einer starken Hilflosigkeit der professionellen Helfersysteme, die durch ausreichende Qualifizierung und störungsspezifische Therapiekonzepte deutlich reduziert werden kann.

Reduktion von rezidivierenden, komorbiden Störungen

Persönlichkeitsstörungen stellen oftmals den Nährboden für eine Reihe von schweren psychiatrischen Störungen dar. In einer US-amerikanischen Langzeitstudie stellten Merkmale der Borderline-Persönlichkeitsstörung im Jugendalter einen wesentlichen Prädiktor für das Auftreten von weiteren psychischen Erkrankungen (z. B. affektive Störungen oder Abhängigkeitserkrankungen) mehr als 20 Jahre später dar. Bereits im Jugendalter zeigen Patienten mit einer Borderline-Persönlichkeitsstörung ein deutlich erhöhtes Maß an psychiatrischer Komorbidität, auch im Vergleich zu anderen kinder- und jugendpsychiatrischen Patienten (Chanen et al. 2007; Kaess et al. 2013). Ergebnisse großer populationsbasierter und klinischer Studien bei Erwachsenen legen inzwischen sogar nahe, dass die Borderline-Persönlichkeitsstörung die Auftretenswahrscheinlichkeit von depressiven Störungen erhöht und bei depressiven Störungen zu einer schwereren Symptomatik sowie einer verzögerten Remission beiträgt (Gunderson et al. 2008; Skodol et al. 2011).

Frühzeitige Veränderung von assoziierten soziodemographischen Faktoren

Jugendliche mit einer Borderline-Persönlichkeitsstörung zeigen in der Regel deutliche Beeinträchtigungen des psychosozialen Funktionsniveaus (Kaess et al. 2013), die sich sowohl auf die Bereiche der schulisch-akademischen Leistungen, als auch der sozialen Beziehungen erstrecken. Diese Beeinträchtigungen führen oftmals dazu, dass höhere Schulabschlüsse oder Berufsausbildungen nicht erreicht werden, was wiederum mit einer oftmals irreversiblen Erniedrigung des späteren sozioökonomischen Status einhergeht. Im Bereich der sozialen Beziehungen kommt es oftmals zu schweren Auseinandersetzungen bis hin zu Zerwürfnissen des Familiensystems. Zusätzlich gelingt der Aufbau eines stabilen sozialen Netzes mit Gleichaltrigen meist nur unzureichend. Auch diese Beeinträchtigungen schleppen die Betroffenen dann meist durch das weitere Leben. Es ist also nicht verwunderlich, dass ein niedriges psychosoziales Funktionsniveau (trotz Abnahme der Borderline-Symptomatik im Lebensverlauf) oftmals ein sehr stabiles Begleitphänomen der Borderline-Persönlichkeitsstörung ist (Gunderson et al. 2011). Zu den häufigen Langzeitfolgen gehören hier auf der einen Seite die Arbeitslosigkeit oder Beschäftigung im Niedriglohnsektor, auf der anderen Seite das Leben ohne stabile Partnerschaft oder andere ausreichend stützende Beziehungen. Obwohl hier die empirischen Belege noch ausstehen, erscheint es doch äußerst wahrscheinlich, dass eine Veränderung der beschriebenen soziodemographischen Faktoren nachhaltig nur über frühe Interventionen erreicht werden kann.

Grundlagen der Frühintervention bei Borderline-Persönlichkeitsstörungen

Im Vergleich zum Erwachsenenalter gibt es für die Behandlung von Jugendlichen mit Borderline-Persönlichkeitsstörungen noch relativ wenig empirische Daten. Dennoch gibt es, vor allem aus der Arbeitsgruppe um Professor Andrew Chanen in Melbourne/Australien, inzwischen erste Erfahrungen und auch Daten zu Frühinterventionsprogrammen bei der Borderline-Persönlichkeitsstörung. Diese Erkenntnisse entstanden im klinischen Programm HYPE (»Helping Young People Early«; Chanen et al. 2009), dem weltweit ersten ambulanten Frühinterventionsprogramm für junge Menschen mit Borderline-Persönlichkeitsstörungen, welches Professor Chanen vor über 15 Jahren gründete. Auch haben sich in den letzten Jahren in Deutschland erste Vorreiterprogramme auf dem Gebiet der Frühintervention von Borderline-Persönlichkeitsstörungen bewährt, zum Beispiel die Station »Wellenreiter« in Lübeck oder die »Ambulanz für Risikoverhalten und Selbstschädigung (AtR!Sk)« in Heidelberg (Kaess et al. 2014), und erste Daten präsentiert (von Auer et al., im Druck).

Allgemeine Therapieprinzipien in der Behandlung von Persönlichkeitsstörungen lassen sich auf die Arbeit mit Jugendlichen übertragen (Bateman und Fonagy, 2000), wobei einige Punkte für das Jugendalter sogar besonders beachtet werden sollten (Kaess et al. 2011). Es hat sich gezeigt (Kaess et al. 2011), dass eine ambulante Versorgung bei Jugendlichen mit einer Persönlichkeitsstörung besonders empfehlenswert ist, da die Symptome der Störung dann am besten im anforderungsbelasteten Alltag behandelt und Regression sowie iatrogene Schädigung eher vermieden werden können. Zu berücksichtigen ist dabei, ob eine ambulante Therapie zum Zeitpunkt der Therapieanfrage überhaupt realisierbar ist. Hier spielt besonders die hohe Selbst- und Fremdgefährdung sowie die familiär-häusliche Situation eine große Rolle.

Nachfolgend werden die Besonderheiten bei der Behandlung von Persönlichkeitsstörungen anhand der von Livesley (2001) entwickelten Strategien vorgestellt.

Erste Strategie

Im Fokus der ersten Strategie stehen der Aufbau und die Aufrechterhaltung einer funktionalen und vertrauensvollen therapeutischen Beziehung. Besonders vor dem Hintergrund, dass ein Kernsymptom von Persönlichkeitsstörungen das Defizit im Aufbau und der Aufrechterhaltung zwischenmenschlicher Beziehungen ist, ist es wichtig, dass dem Betroffenen die Möglichkeit gegeben wird, positive Beziehungserfahrungen zu machen. Kennzeichnend für eine positive therapeutische Beziehung ist nach Luborsky (1984), dass die Therapie vom Patienten als hilfreich angesehen wird (Stichwort Therapiemotivation) sowie, dass der Umgang zwischen Patient und Therapeut durch Respekt und Wertschätzung geprägt ist. Da jugendliche Patienten häufig aufgrund der Empfehlung Dritter (Eltern, Schule, Jugendamt) in die Therapie kommen, muss vor allem am Anfang der Fokus auf den Aufbau einer persönlichen und intrinsischen Therapie- und Änderungsmotivation gelegt werden (Kaess et al. 2011). Auf Seiten der Jugendlichen können zu Beginn der Behandlung oftmals oppositionelle Verhaltensweisen und Grundhaltungen gegenüber erwachsenen Autoritätspersonen auftreten, die im therapeutischen Kontext eine Herausforderung darstellen können.

Hinzu kommt, dass sich Jugendliche eher Peers anvertrauen und sie daher erst das Vertrauen zu einer außenstehenden erwachsenen Ansprechperson (Therapeut) bilden müssen. Nachdem erste positive Erfahrungen in Bezug auf Respekt und Wertschätzung gemacht wurden, kann an den aktuellen Herausforderungen des Patienten gearbeitet werden. Dabei sollte die vertrauensvolle Atmosphäre das Annehmen von therapeutischen Ratschlägen erleichtern. Die Haltung des Therapeuten sollte darüber hinaus auf Seiten des Patienten Optimismus, Verständnis und Akzeptanz vermitteln. Die Arbeit an den klar vereinbarten Therapiezielen sollte gemeinschaftlich erfolgen, und die wertschätzende Beziehung gestaltet sich hier auch durch die Anerkennung von kleinsten Therapieerfolgen (Luborsky 1994). Während der gesamten Therapie muss der Therapeut sehr stark darauf achten, dass er von dem Jugendlichen nicht in einer Mutter- oder Vaterrolle wahrgenommen wird, um dem Risiko zu entgehen, aufgrund vorangegangener Beziehungserfahrungen abgelehnt zu werden (Streeck-Fischer 2008).

Zweite Strategie

Um eine angemessene Kommunikationsgrundlage für die Therapie von Patienten mit Persönlichkeitsstörungen zu schaffen, sind der Aufbau und die Aufrechterhaltung eines konsistenten Behandlungsprozesses notwendig. Dies beinhaltet, dass bereits vor der Ausarbeitung und Durchführung von Maßnahmen ein Behandlungsvertrag zwischen Therapeut und Patient abgeschlossen wird. In diesem werden sowohl die Therapieziele als auch Regeln und Bedingungen für den fortschreitenden Therapieprozess formuliert. Dabei ist es wichtig, dass sowohl die konstruktive und motivierte Mitarbeit wie auch therapieschädigendes Verhalten und die damit verbundenen Konsequenzen klaren Regeln unterliegen. In Bezug auf das Störungsbild sollte in diesem Vertrag unbedingt der Umgang mit suizidalen Verhaltensweisen sowie daran angeschlossene Kriseninterventionen besprochen werden. Auch die Interventionen (Krisenpläne) sollten genau geklärt und festgehalten werden, damit im Falle von akuten Symptomen und Gedanken an Selbstverletzung oder gar suizidalen Gesten direkt reagiert werden kann. Während der Erarbeitung der Therapieziele kann der Fokus auch auf die Hierarchie dieser, angelehnt an die aktuelle Symptomschwere des Patienten, gelegt werden.

Eine Therapie erhöht auch dann die Erfolgswahrscheinlichkeit, wenn das Ziel der Behandlung zu Beginn klar formuliert, konsequent an der Zielerreichung gearbeitet wird und dabei oben genannte strukturierte Ansätze und Methoden verwendet werden. Es empfiehlt sich daher, dass die Behandlung eines komplexen Störungsbildes, wie der Borderline-Persönlichkeitsstörung bei Jugendlichen, von geschultem Fachpersonal z. B. in Schwerpunktpraxen, spezialisierten teil-/vollstationären Settings, Spezialsprechstunden in Institutsambulanzen und auch in Jugendhilfeeinrichtungen mit konsiliarpsychiatrischer Unterstützung mit Fokus auf Persönlichkeitsstörungen durchgeführt wird (Schmeck und Schlüter-Müller, 2009).

Dritte Strategie

Ein wichtiger Aspekt in der Therapie von jedem Störungsbild ist die Vermittlung von Wertschätzung gegenüber der Selbstöffnung des Patienten. Diese kann der Therapeut zeigen, indem er durch aktives Zuhören zunächst einfach nur das Verhalten und die individuellen Erfahrungen des Patienten wahrnimmt, diese akzeptiert und versucht die Funktionalität des maladaptiven Verhaltens zu deuten. Der Fokus der Therapie liegt stets auf der Erkennung und Stärkung von Ressourcen des Patienten und soll vorliegende selbstabwertende Verhaltensweisen über die Zeit immer weitere reduzieren. Eine Methode kann hierbei die Schulung in Achtsamkeitstechniken sein. Das Konzept der Achtsamkeit stammt aus dem Zen-Buddhismus und vermittelt dem Patienten die Kompetenzen, Herausforderungen oder auch schon ganz alltägliche Dinge einfach nur wahrzunehmen, ohne sie direkt zu bewerten. Das übergeordnete Ziel von dieser Technik ist es, dass der Patient sich seines Selbst immer mehr bewusst wird und auch immer mehr Selbstkontrolle ausüben kann.

Vierte Strategie

Nach Livesly (2001) stehen in der vierten Strategie der Aufbau und die Aufrechterhaltung der Therapiemotivation im Fokus. Besonders bei Jugendlichen, wie weiter oben bereits beschrieben, ist dieser Aspekt für eine erfolgreiche Therapie elementar. Die Therapiemotivation kann gesteigert werden, indem die vereinbarten Ziele auch in einem realisierbaren Rahmen formuliert und kleinschrittige Veränderungen forciert werden. Dabei ist es wichtig, dass vorhandene Ängste, die mit den Veränderungen im Zusammenhang stehen können, zu jeder Zeit offen von allen Beteiligten angesprochen werden können. Zuzüglich zu allgemeinen Ängsten in Bezug auf die Veränderung, können im Rahmen der Therapie Regelverstöße oder grundsätzlich abweisende Verhaltensweisen auftreten. Durch den Einsatz von angemessenen Commitmentstrategien (z. B. Betonen der freien Wahlmöglichkeit oder Erinnern an frühere Zustimmungen) kann diesen Herausforderungen begegnet werden (Böhme et al. 2001).

Eine Psychotherapie ist bei fehlender Behandlungsmotivation wenig sinnvoll. Bei erwachsenen Patienten erscheint diese Forderung auch absolut nachvollziehbar; ebenso verhält es sich mit einem Großteil der jugendlichen Betroffenen. Ist jedoch die Entwicklung des Kindes oder Jugendlichen durch die Störung erheblich eingeschränkt oder gar gefährdet, so kann in Einzelfällen auch eine stationäre Unterbringung gegen den Willen des Betroffenen nach §1631b BGB erfolgen. Diese Maßnahme ist erforderlich, wenn eine vollumfängliche Einsichtsfähigkeit in Bezug auf therapeutische Interventionen nicht gegeben ist und dem Betroffenen ohne diesen Schritt der Zugang zum Helfersystem verwehrt bleiben würde (Schmeck et al. 2011). Die Auflagen für eine stationäre Behandlung, die gegen den Willen der Jugendlichen erfolgt, sind heutzutage sehr rigide. Als Indikation für diese Maßnahmen muss eine akute Eigen- und/oder Fremdgefährdung, schwere komorbide Störungen, schwere, chirurgisch versorgungspflichtige, rezidivierende Selbstverletzungen, Hochrisikoverhalten oder Unbeschulbarkeit vorliegen (Baader et al. 2014). Weitere Gründe könnten eine anhaltende Traumatisierung sowie schwere psychosoziale Belastungen im Umfeld des Jugendlichen sein. Bevor jedoch die stationäre Einweisung erfolgt, sollten alle ambulanten Möglichkeiten berücksichtigt werden, da ein Klinikaufenthalt auch immer mit tiefgreifenden Veränderungen oder Entwurzelung einhergehen kann.

Grundprinzipien der Frühintervention bei Borderline-Persönlichkeitsstörungen: das HYPE-Modell

Bei HYPE handelt es sich um das weltweit erste ambulante Behandlungssetting zur Frühintervention bei Borderline-Persönlichkeitsstörung. Neben der wesentlichen Bedeutung von individueller Psychotherapie (Details zur Kognitiv-Analytischen Therapie im Kapitel 7) zeigt dieses Programm einige zentrale Kennzeichen, die auch auf andere Modelle zur Früherkennung und -behandlung der Borderline-Persönlichkeitsstörung übertragbar sind (modifiziert nach Kaess et al. 2014). Diese Kernelemente sind:

- Rigorose und akkurate Diagnostik nach den Kriterien der Borderline-Persönlichkeitsstörung (möglichst durch Kombination aus klinischem Eindruck und standardisiertem Interview)

- Breite Einschlusskriterien mit möglichst geringen a priori-Ausschlusskriterien, wie zum Beispiel chronischer Suizidalität oder Substanzmissbrauch
- Dimensionaler Ansatz der Borderline-Persönlichkeitsstörung mit Behandlung von syndromaler Störung (5 Kriterien oder mehr; eigentliche Frühintervention) und auch subsyndromaler Störung (3–4 Kriterien; sogenannte indizierte Prävention)
- Durchgängiges, klares Fallmanagement mit integrierter Anwendung von individueller Einzelpsychotherapie, ggf. Gruppentherapien sowie allgemeiner kinder- und jugendpsychiatrischer Versorgung
- Nutzung einer konsistenten und »einfachen« Sprache in Bezug auf alle Bereiche der psychiatrisch-psychotherapeutischen Versorgung (z. B. Kognitiv-Analytische Therapie oder Dialektisch-Behaviorale Therapie)
- Aktive Miteinbeziehung von Familie und/oder anderen Bezugspersonen
- Klare Maßgaben zum akuten Krisenmanagement und zu kurzer und zielgerichteter stationärer Krisenintervention
- Individuelle und Gruppensupervision für das Team sowie ein Qualitätssicherungsprogramm
- Zugang zu und Unterstützung bei Maßnahmen der psychosozialen Rehabilitation

Viele dieser Grundsätze finden sich auch in den nachfolgenden deutschen Modellen zur Frühintervention von jungen Menschen mit Borderline-Persönlichkeitsstörungen wieder.

Deutsche Modellbeispiele für Frühintervention bei Borderline-Persönlichkeitsstörungen im Jugendalter

Station »Wellenreiter«

Die Station »Wellenreiter« ist eine störungsspezifische Station zur Behandlung von jugendlichen Mädchen mit Borderline-Symptomen nach dem Konzept der Dialektisch-Behavioralen Therapie für Adoleszente (DBT-A; von Auer et al., im Druck). Sie besitzt acht Behandlungsplätze, das Behandlungsangebot gilt überregional für Mädchen im Alter von 14–18 Jahren. Aufnahmevoraussetzung ist das Vorliegen von mindestens drei Kriterien der Borderline-Persönlichkeitsstörung aus dem DSM-IV (American Psychiatric Association, 1994).

Das Konzept der Station orientiert sich sowohl an dem Konzept der DBT-Station für erwachsene Patienten (Bohus und Haaf 2001), als auch an der für den deutschsprachigen Raum adaptierten ambulanten DBT für Adoleszente (Böhme et al. 2001). Die Behandlung dauert drei Monate und umfasst Wochenendbeurlaubungen in die Familie oder Jugendhilfeeinrichtung, so oft es sich aufgrund der räumlichen Distanz ermöglichen lässt. Eine Intervallbehandlung ist möglich. Voraussetzung für die Behandlung ist ein sicherer Wohnort, der vor, nach und während der Behandlung zur Verfügung steht. Das Mädchen und dessen Eltern oder Bezugspersonen sollten grundsätzlich ein Interesse an der Behandlung haben und sich verpflichten, aktiv am Behandlungsprogramm teilzunehmen und sich an die geltenden Regeln zu halten. Ausschlusskriterien sind eine im Vordergrund stehende Drogen- oder Alkoholabhängigkeit oder eine behandlungsbedürftige Anorexia nervosa. Die Station Wellenreiter besteht bereits seit mehr als einem Jahrzehnt und leistet bis heute Pionierarbeit in der Behandlung von jungen Menschen mit Persönlichkeitsstörungen (von Auer et al., im Druck).

AtR!Sk – Ambulanz für Risikoverhalten und Selbstschädigung

Die Ambulanz für Risikoverhalten und Selbstschädigung (AtR!Sk) wurde im Jahr 2013 an der Klinik für Kinder- und Jugendpsychiatrie des Universitätsklinikums Heidelberg gegründet (Kaess et al. 2014). Sie orientiert sich eng an den HYPE-Kriterien zur Früherkennung und Frühbehandlung von jungen Menschen mit Borderline-Persönlichkeitsstörung.

AtR!SK ist ein mehrstufiges Konzept. Ein besonderes Merkmal von AtR!Sk ist der niederschwellige Zugang über eine »offene Sprechstunde« für riskantes und selbstschädigendes Verhalten (Stufe 1). Ohne Voranmeldung können hier sowohl Jugendliche als auch Eltern eine rasche fachärztliche Beratung und Einschätzung verschiedener adoleszenter Problemverhaltensweisen erhalten. Zugleich finden eine Exploration des psychopathologischen Befundes sowie eine Gefährdungseinschätzung statt. In der weiterführenden Diagnostik (Stufe 2) wird dann eine detaillierte Evaluation der riskanten und selbstschädigenden Verhaltensweisen, eine strukturierte Diagnostik psychischer Störungen, sowie eine intensive Diagnostik der Borderline-Persönlichkeitsstörung (und anderer Persönlichkeitsstörungen) vorgenommen. In der Behandlungsphase (Stufe 3) können die jungen Menschen dann an unterschiedlichen Behandlungen teilnehmen. Das Angebot reicht von psychosozialem Management und kinder- und jugendpsychiatrischer Beratung und Begleitung, über verhaltenstherapeutische Kurzzeittherapien (z. B. bei nicht-suizidaler Selbstverletzung ohne Vorhandensein von syndromaler oder subsyndromaler Borderline-Persönlichkeitsstörung), bis hin zur ambulanten DBT-A. Die sogenannte »Eskalationsstufe« (Stufe 4) beinhaltet dann Maßnahmen zur akuten Unterstützung bei suizidalen Krisen. Hier ist aus jeder der vorherigen Stufen eine gezielte und zeitlich limitierte Aufnahme auf die Akutstation möglich. Die therapeutische Betreuung durch AtR!Sk wird dabei fortgeführt.

Als ambulantes Pionierkonzept zur Früherkennung und Frühintervention der Borderline-Persönlichkeitsstörung wird AtR!Sk derzeit von den Krankenkassen gesondert finanziert. Auch findet eine drittmittelfinanzierte (Dietmar Hopp-Stiftung) wissenschaftliche Evaluation statt, die Erkenntnisse über die Wirksamkeit der verschiedenen therapeutischen Bestandteile bringen soll.

Aktuelle Evidenz und Empfehlungen zur Psychotherapie der Borderline-Persönlichkeitsstörungen im Jugendalter

Obwohl im Erwachsenenbereich bereits eine Vielzahl von effektiven Therapien für die Borderline-Persönlichkeitsstörung verfügbar ist, ist die Studienlage im Jugendalter immer noch relativ dünn. Dies ist umso bedauerlicher, als dass verschiedene Expertengruppen der letzten Jahre alle einstimmig zu dem Schluss kommen, dass Frühintervention bei Jugendlichen mit einem Vollbild der Borderline-Persönlichkeitsstörung absolut unabdingbar ist, und dass Symptome der Störung sogar ein hohes Potenzial für die indizierte Prävention der Borderline-Persönlichkeitsstörung haben. Dies gilt vor allem, da auch pathologische Persönlichkeitsmerkmale in diesem Alter noch eine höhere Flexibilität ausweisen und häufige Folgen einer chronischen Persönlichkeitsstörung (z. B. wiederholte Missbrauchserfahrungen oder Polypharmakotherapie) noch nicht aufgetreten sind (Chanen und McCutcheon 2013; Kaess et al. 2014; Fonagy et al. 2015). Im Folgenden soll die bisherige Datenlage zur Wirksamkeit von Frühbehandlung bei Jugendlichen mit Borderline-Persönlichkeitsstörungen zusammengefasst werden.

Die *Dialektisch-Behaviorale Therapie* (DBT; Linehan 1993) ist eine Form der kognitiven Verhaltenstherapie, die ursprünglich für Erwachsene mit chronischer Suizidalität entwickelt wurde. In der DBT-A wird die Borderline-Persönlichkeitsstörung primär als Störung der Emotionsregulation konzeptualisiert. Für das Jugendalter angepasst Konzepte der DBT, z. B. die sogenannte DBT für Adoleszente (DBT-A; Miller et al. 1997; siehe dazu Kapitel 5), sind durch eine stärkere Involvierung der Familie, eine reduzierte Therapiedauer, eine Reduktion der Komplexität der Inhalte sowie ein zusätzliches adoleszenten-spezifisches Fertigkeitenmodul gekennzeichnet. MacPherson und Kollegen untersuchten kürzlich insgesamt 18 Studien zur DBT-A bei verschiedenen Störungsbildern (MacPherson et al. 2013, S. 59 ff.). Hier zeigte sich, dass die DBT-A, im Vergleich zu einem sogenannten »Treatment As Usual" (TAU), zu einer signifikanten Reduktion von stationären Aufnahmen, Therapieabbrüchen und impulsiv, selbstschädigenden Verhaltensweisen (wie z. B Selbstverletzung) führte. Bei Studien zu Jugendlichen mit Selbstverletzung und/oder Symptomen einer Borderline-Persönlichkeitsstörung zeigte sich eine Reduktion von Selbstverletzung, Suizidalität und anderen Symptomen der Borderline-Persönlichkeitsstörung, sowie eine Zunahme des psychosozialen Funktionsniveaus. Kürzlich wurde eine erste randomisiert kontrollierte Studie (randomized controlled trial; RCT) von 77 Jugendlichen aus Norwegen, die aufgrund von repetitivem selbstverletzendem Verhalten in ambulanter Therapie waren, publiziert (Mehlum et al. 2014). Die relativ kurze DBT-A-Intervention von durchschnittlich 19 Wochen zeigte mittlere bis große Effekte im Vergleich zur dortigen Standardversorgung hinsichtlich der Reduktion von Suizidgedanken, Depressivität und Symptomen der Borderline-Persönlichkeitsstörung.

Die *Mentalisierungsbasierte Therapie* (MBT; Bateman und Fonagy 1999; Bateman und Fonagy 2008) baut auf der psychodynamischen Psychotherapie und der Bindungstheorie auf. Wie bereits erwähnt, bezieht sich Mentalisierung auf die Fähigkeit, subjektive Zustände und mentale Prozesse wie Gedanken und Gefühle bei sich selbst und anderen zu verstehen und vorherzusagen. Patienten mit Borderline-Persönlichkeitsstörung wird eine schwache Mentalisierungskapazität zugeschrieben, die ihnen in zwischenmenschlichen Beziehungen große Probleme macht. Die MBT zielt auf die Verbesserung der Mentalisierung ab, um den Patienten zu helfen, ihre Gedanken und Gefühle zu regulieren und um ihre Beziehungsfähigkeit und Selbstregulation zu unterstützen (Bateman und Fonagy 2010). Die MBT-A, die speziell für Jugendliche entwickelt wurde, besteht aus wöchentlichen, individuellen Sitzungen für einen Zeitraum von 12 Monaten, kombiniert mit monatlichen Familiensitzungen (MBT-F), die darauf abzielen, die Mentalisierungsfähigkeit der Familie, speziell im Kontext von familiären Konflikten, zu verbessern. In einer RCT an 80 Jugendlichen verglichen Rossouw und Fonagy die MBT-A mit einem »treatment as usual« (TAU; Rossouw und Fonagy 2012). Diese Jugendlichen hatten sich im vorausgegangenen Monat aufgrund von Selbstverletzung in psychiatrischen Einrichtungen vorgestellt, 73 % erfüllten die Kriterien für eine Borderline-Persönlichkeitsstörung. Die MBT-A stellte sich hinsichtlich der Reduktion von Selbstverletzung und Depressivität als effektiver heraus. In der MBT-A-Gruppe wurde, analog zu Studien zur MBT bei Erwachsenen, am Ende der Behandlung eine Reduktion der Borderline-Persönlichkeitsstörungs-Diagnosen und -Merkmale gefunden. Vor kurzem untersuchte eine Pilot-Studie (Laurenssen et al. 2014) die Durchführbarkeit und Effektivität der MBT-A bei stationären Patienten anhand von elf weiblichen Jugendlichen mit Borderline-Symptomatik. Die MBT-A wurde hier mit einer signifikanten Reduktion der Symptomatik und Verbesserungen der Persönlichkeitsstruktur und Lebensqualität ein Jahr nach dem Start der Behandlung mit mittlerer bis großer Effektstärke (d=.58-1.46) in Verbindung gebracht. RCTs hierzu sind in vollem Gange.

Das *Emotions-Regulations-Training* (ERT; van Gemert et al. 2009) ist ein Manual-basiertes Gruppentraining für Jugendliche mit Merkmalen einer Borderline-Persönlichkeitsstörung. Das ERT konzentriert sich auf Probleme der Emotionsregulation und nutzt hierfür die Struktur der »Systemtrainings für Emotionsvorhersagbarkeit und Problemlösen« (STEPPS; Bartels et al. 1997) ergänzt durch Elemente des DBT-Fähigkeitstrainings und der kognitiven Verhaltenstherapie. Schuppert et al. verglichen das ERT mit TAU in einer multizentrischen Studie, die 109 Jugendliche mit Vollbild einer Borderline-Persönlichkeitsstörung (73 %) oder einer subsyndromalen Borderline-Persönlichkeitsstörung (27 %) umfasste. Es konnte jedoch kein zusätzlicher Effekt von ERT gegenüber TAU gefunden werden (Schuppert et al. 2012). Hierbei zu beachten ist die hohe Qualität von TAU in der beschriebenen Studie.

Im HYPE-Programm (Chanen et al. 2009) sind alle Behandlungselemente um das psychotherapeutische Gerüst der *Kognitiv Analytischen Therapie* (Cognitive Analytic Therapy; CAT; ▶ **Kap.** 7) eingeschlossen. CAT ist ein kollaboratives therapeutisches Modell, das auf die jeweils problematischen Beziehungsmuster von Individuen fokussiert, die vor allem durch die frühe, aber auch die darauf aufbauende Entwicklung erworben wurden. Ein weiterer Fokus liegt auch auf den Gedanken, Gefühlen und Verhaltensweisen, die aus diesen Mustern resultieren. In einer RCT stellten sich sowohl CAT, als auch die begleitende Kontrollbedingung »good clinical care« (GCC) innerhalb des gesamten HYPE-Modells als effektiv dar (Chanen et al. 2008). Es konnte eine Reduktion von Psychopathologie, Persönlichkeitspathologie und selbstschädigendem Verhalten sowie eine Verbesserung des globalen Funktionsniveaus bei Jugendlichen mit subsyndromaler oder syndromaler Borderline-Persönlichkeitsstörung erreicht werden. Zwischen den Behandlungsgruppen wurden nach 24 Monaten zwar keine signifikanten Unterschiede gefunden, jedoch verbesserten sich die HYPE + CAT Patienten vermeintlich schneller.

Alles in allem scheinen frühe Ergebnisse zur Effektivität der psychotherapeutischen Behandlungen für Borderline-Persönlichkeitsstörung bei Jugendlichen vielversprechend und stützen die Sichtweise, dass spezialisierte, frühe Interventionen oder Behandlungen der Borderline-Persönlichkeitsstörung effektiver sind als bisherige Standardinterventionen (TAU). Obwohl keine empirischen Daten zum Wert der Familieninterventionen bei Jugendlichen mit Borderline-Persönlichkeitsstörung vorliegen, möchten wir die klinische Bedeutung der Arbeit mit der Familie während der Behandlung dennoch betonen. In den besprochenen Behandlungsmodellen sind die Familienmitglieder aktiv eingebunden, wie zum Beispiel in der Familientherapie, Psychoedukation und anderen Formen von Familieninterventionen. Beweise für die zusätzlichen Effekte der Familienintervention werden noch benötigt.

Aktuelle Evidenz und Empfehlungen zur Pharmakotherapie der Borderline-Persönlichkeitsstörungen im Jugendalter

Die medikamentöse Therapie spielt in der Behandlung der Borderline-Störungen von Jugendlichen eher eine untergeordnete Rolle, da eine kausale Behandlung oder eine Therapie der Borderline-Erkrankung im Allgemeinen bisher nicht medikamentös möglich ist (Kaess et al. 2014). Psychopharmaka sollten gerade in der Behandlung von Jugendlichen eher zurückhaltend und ausschließlich im Rahmen eines integrierten Gesamtbehandlungsplans verabreicht werden.

In Bezug auf eine medikamentöse Behandlung der BPS ist bei Jugendlichen wie auch Erwachsenen zu beachten, dass diese »off-label« erfolgt. Dies bedeutet, dass es kein spezifisches BPS-Medikament gibt, sondern im Sinne eines individuellen Heilversuchs verschiedene Medikamente ausprobiert werden müssten. Aufgrund des experimentellen Charakters dieses Behandlungsansatzes müssen Jugendliche, Eltern oder andere Sorgeberechtigte mündlich und schriftlich informiert werden und ihr schriftliches Einverständnis zur Behandlung geben. Hinzu kommt, dass Patienten, vor allem Jugendliche, mit BPS oft zu einer geringen Compliance zur Psychopharmakotherapie neigen, was sich in unregelmäßiger Medikamenteneinnahme, Überdosierungsneigungen, der Kombination mit anderen nicht verordneten Medikamenten oder mangelnder Absprachefähigkeit in Bezug auf erforderliche Pausen äußert. Die Reaktanz, die vor allem Jugendliche während der medikamentösen Behandlung zeigen, resultiert aus verschiedenen Aspekten. Hierbei spielen zum einen ganz natürliche pubertäre

Entwicklungen eine Rolle, nach denen Jugendliche tendenziell eher dazu neigen, erwachsene Autoritätspersonen und ihre Meinungen, dazu zählt auch ein ärztlicher Rat, bewusst nicht anzuerkennen. Andererseits fühlen sie sich in ihrer individuellen Selbstentfaltung durch die externe Priorisierung von aktuellen Themen eingeschränkt, weshalb sie durch verschiedenste Maßnahmen (z. B. den Boykott der medikamentösen Behandlung) versuchen, sich ihre individuellen Freiräume zu erhalten. Umso wichtiger ist es, Eltern oder andere Betreuungs- und Bezugspersonen durch umfangreiche Informationsmaterialien und Aufklärung für die medikamentöse Behandlung zu gewinnen, damit diese zur allgemeinen Compliance des Jugendlichen beitragen.

Der Einsatz von Psychopharmaka bei der Behandlung der BPS im Kindes- und Jugendalter hat drei verschiedene Anwendungsbereiche:

1. Symptomatische Entlastung in Krisensituationen
2. Behandlung komorbider Störungen
3. Reduktion Borderline-typischer Symptome

Um ein ausreichendes Funktionsniveau auch während eines krisenhaft zugespitzten Krankheitsverlaufs (z. B. bei akuter Suizidalität, aggressiven Impulsdurchbrüchen, schweren Anspannungs- und Erregungszuständen) aufrecht erhalten zu können, empfiehlt sich zur schnellen Entlastung des Patienten eine medikamentöse Behandlung. Solche Situationen können bereits im Rahmen des oben genannten Krisenplans berücksichtigt werden und eine zeitlich begrenzte Medikamentengabe rechtfertigen. Besonders häufig werden sedierende, niedrigpotente Neuroleptika wie z. B. Pipamperon oder Chlorprothixen als Bedarfs- oder Dauermedikation eingesetzt. Bei stärkeren oder andauernden Anspannungs- oder auch Angstzuständen können auch Präparate aus dem Bereich der Benzodiazepine (z. B. Lorazepam) eingesetzt werden. Eine Behandlung mit einem Präparat aus dem zuletzt genannten Bereich darf aber aufgrund der schnellen Toleranzentwicklung und dem hohen Abhängigkeitsrisiko nur für kurze Interventionen in einem kontrollierten, stationären Setting genutzt werden.

Bei Betroffenen einer Persönlichkeitsstörung ist häufig mit komorbiden Erkrankungen zu rechnen, welche einer medikamentösen Behandlung bedürfen. Diese sollte nach gängigen Therapierichtlinien vorgenommen, im medikamentösen Behandlungsplan festgehalten und die Interaktion in Bezug auf spezifische Symptome der Persönlichkeitsstörung (hier BPS) beachtet werden. Ein Beispiel für Interaktionen stellt das Präparat Fluoxetin dar. Im Jugendbereich wird dieses Medikament häufig zur antidepressiven Behandlung bei komorbider depressiver Episode eingesetzt, jedoch hat sich in vielen Studien gezeigt, dass Selektive Serotonin Wiederaufnahme Hemmer (SSRI) bei der BPS keine Wirkung auf die störungsspezifische Affekt- und Stimmungslabilität haben (Salzman et al. 1995; Zanarini et al. 2004).

Der Psychopharmakotherapie wird bei BPS bis heute keine klare Wirkweise aus groß angelegten randomisiert-kontrollierten Studien zugeschrieben. Ein auf der Cochrane-Plattform veröffentlichter Bericht stuft die vorliegenden Daten zu spezifischer medikamentöser Behandlung bei BPS als ungenügend ein (Stoffers et al. 2010). Im Bereich der Kinder- und Jugendalterforschung liegen fast ausschließlich Einzelfallberichte oder Expertenmeinungen mit den Evidenzgraden IV und V vor (Libal und Plener 2008).

Zusammenfassend lässt sich trotz allem sagen, dass bei komorbiden Störungen oder krisenhaften Zuspitzungen eine medikamentöse Behandlung bei Patienten mit BPS angemessen ist. Die medikamentöse Behandlung von Borderline-typischen Symptomen muss anhand eines Risiko-Nutzen-Verhältnisses auf Einzelfallbasis abgewogen werden. Hierbei ist zu bedenken, dass die auftretenden Symptome kongruent zum Störungsbild sehr stark wechselnd sein können und sich oft auch in einer sehr heterogenen und wenig vorhersagbaren Symptomatik äußern. Aufgrund dieser Umstände erscheint das Ansprechen auf die medikamentöse Behandlung ebenfalls vom Einzelfall abhängig. Um etwaigen Enttäuschungen oder übersteigerten Hoffnungen entgegenzuwirken, ist es wichtig, dass sowohl der Patient als auch die Eltern in alle Entscheidungen in Bezug auf den Therapieplan miteinbezogen werden. Dabei erfordert es auf Seiten des Behandlers das Feingefühl, über realistische Möglichkeiten einer medikamentösen Behandlung aufzuklären und dabei nicht gleichzeitig aus den Augen zu verlieren, dass sich die Erwartung etablieren könnte, dass eine Stabilisierung allein durch die Medikamente erfolgen kann.

Literatur

Afifi TO, Mather A, Boman J, Fleisher W, Enns MW, Macmillan H (2011) Childhood adversity and personality disorders: results from a nationally representative population-based study. J Psychiatr Res, 45(6): 814–822.

Baader A, Schmeck K, Resch F, Kaess M (2014) Psychotherapie der Persönlichkeitsstörungen im Jugendalter. Praxis der Kinderpsychologie und Kinderpsychiatrie 63: 770-794.

Bateman A, Fonagy P (1999) Effectiveness of partial hospitalization in the treatment of borderline personality disorder: a randomized controlled trial. Am J Psychiatry 156: 1563-1569.

Bateman AW, Fonagy P (2000) Effectiveness of psychotherapeutic treatment of personality disorder. British Journal of Psychiatry, 177: 138–143.

Bateman A, Fonagy P (2008) 8-year follow-up of patients treated for borderline personality disorder: mentalization-based treatment versus treatment as usual. Am J Psychiatry 165: 631-638.

Bateman A, Fonagy P (2010) Mentalization based treatment for borderline personality disorder. World Psychiatry 9: 11-15

Bartels N, Crotty M, Blum N (1997) The Borderline Personality Disorder Skill Training Manual. University of Iowa, Iowa City.

Böhme R, Fleischhaker C, Mayer-Bruns F, Schulz E (2001) Dialektisch-Behaviorale Therapie für Jugendliche (DBT-A) Therapiemanual. Universität Freiburg: Abteilung für Psychiatrie und Psychotherapie im Kindes- und Jugendalter.

Bohus M, Haaf B (2001) Dialektisch-Behaviorale Therapie der Borderline-Störung im stationären Setting. Verhaltenstherapie & Psychosoziale Praxis 33(4): 619-642.

Chanen AM, Jovev M, Jackson HJ (2007) Adaptive functioning and psychiatric symptoms in adolescents with borderline personality disorder. The Journal of Clinical Psychiatry, 68(2): 297–306.

Chanen AM, McCutcheon LK, Germano D, Nistico H, Jackson HJ, McGorry PD (2009) The HYPE Clinic: an early intervention service for borderline personality disorder. J Psychiatr Pract, 15(3): 163-172.

Chanen AM, McCutcheon LK (2013) Prevention and early intervention for borderline personality disorder: current status and recent evidence. Br J Psychiatry Suppl, 54: 24–29.

Chanen AM, Jackson HJ, McCutcheon LK, Jovev M, Dudgeon P, Yuen HP, Germano D, Nistico H, McDougall E, Weinstein C, Clarkson V, McGorry PD (2008) Early intervention for adolescents with borderline personality disorder using cognitive analytic therapy: randomised controlled trial. Br J Psychiatry 193: 477-484.

Falkai P, Wittchen H-U, Rief W, Saß H, Zaudig M (2014) Diagnostisches und Statistisches Manual Psychischer Störungen – DSM-5. Göttingen: Hogrefe.

Fruzzetti AE, Shenk C, Hoffman PD (2005) Family interaction and the development of borderline personality disorder: a transactional model. Development and Psychopathology, 17(4): 1007–1030.

Gunderson JG, Stout RL, Sanislow CA et al. (2008) New episodes and new onsets of major depression in borderline and other personality disorders. Journal of Affective Disorders, 111(1): 40-45.

Gunderson JG, Stout RL, McGlashan TH, Shea MT, Morey LC, Grilo CM, Skodol AE (2011) Ten-year course of borderline personality disorder: psychopathology and function from the Collaborative Longitudinal Personality Disorders study. Archives of General Psychiatry, 68(8): 827–837.

Infurna MR, Brunner R, Holz B, Parzer P, Reichl C, Giannone F, Fischer G, Resch F, Kaess M (in press) The specific role of childhood abuse, parental bonding and family functioning in female adolescents with borderline personality disorder. Journal of Personality Disorders

Johnson HC (1991) Borderline clients: practice implications of recent research. Social Work, 36(2): 166–173.

Johnson JG, Chen H, Cohen P (2004) Personality disorder traits during adolescence and relationships with family members during the transition to adulthood. Journal of Consulting and Clinical Psychology, 72(6): 923–932.

Kaess M, Brunner R, Chanen AM (2014) Borderline Personality Disorder in Adolescence. Pediatrics, 134(4): 782–793.

Kaess M, Brunner R, Resch F (2011) Therapie der Borderline-Störung bei Kindern und Jugendlichen. In Handbuch der Borderline-Störungen. Stuttgart: Schattauer Verlag.

Kaess M, Fischer G, Parzer P, Resch F, Brunner R (2014) Is detection and treatment of adolescent self-harm a suitable strategy for the treatment of borderline personality disorder? International Congress for Borderline Personality Disorder (Conference Abstract).

Kaess M, von Ceumern-Lindenstjerna IA, Parzer P, Chanen A, Mundt C, Resch F, Brunner R (2013) Axis I and II comorbidity and psychosocial functioning in female adolescents with borderline personality disorder. Psychopathology, 46(1): 55–62.

Laurenssen EM, Hutsebaut J, Feenstra DJ, Bales DL, Noom MJ, Busschbach JJ, Verheul R, Luyten P (2014) Feasibility of mentalization-based treatment for adolescents with borderline symptoms: a pilot study. Psychotherapy 51: 159-166.

Libal G, Plener PL (2008) Pharmakotherapie selbstverletzenden Verhaltens im Kindes- und Jugendalter. In: Brunner R, Resch F (Hrsg) Borderline-Störungen und selbstverletzendes Verhalten bei Jugendlichen. Göttingen: Vandenhoeck & Ruprecht.

Linehan MM (1993) Cognitive-behavioral treatment of borderline personality disorder. New York: Guilford Press.

Livesley W (2001) Handbook of personality disorders. Theory, research and treatment. New York: Guilford.

Luborsky L (1984) Principles of psychoanalytic psychotherapy: A manual for supportive-expressive treatment. New York: Basic Books.

Luborsky L (1994) Therapeutic alliances as predictors of psychotherapy outcomes: Factors explaining the predictive success. In The Working Alliance: Therapy, research and practice (S. 38–50). New York: Wiley.
MacPherson HA, Cheavens JS, Fristad MA (2013) Dialectical behavior therapy for adolescents: theory, treatment adaptations, and empirical outcomes. Clin Child Fam Psychol Rev 16: 59-80.
Mehlum L, Tormoen AJ, Ramberg M, Haga E, Diep LM, Laberg S, Larsson BS, Stanley BH, Miller AL, Sund AM, Groholt B (2014) Dialectical behavior therapy for adolescents with repeated suicidal and self-harming behavior: a randomized trial. J Am Acad Child Adolesc Psychiatry 53: 1082-1091.
Miller AL, Rathus JH, Linehan MM, Wetzler S, Leigh E (1997) Dialectical behavior therapy adapted for suicidal adolescents. J Practical Psychiatry Behav Health 3: 78-86.
Novick KK, Novick J (2003) Two systems of self-regulation and the differential application of psychoanalytic technique. American Journal of Psychoanalysis, 63(1): 1–20; discussion 93–94.
Rossouw TI, Fonagy P (2012) Mentalization-based treatment for self-harm in adolescents: a randomized controlled trial. J Am Acad Child Adolesc Psychiatry 51: 1304-1313 e1303.
Salzmann C, Wolfson AN, Schatzberg A, Looper J, Henke R, Albanese M, Schwartz J, Miyawaki E (1995) Effect of fluoxetine on anger in symptomatic volunteers with borderline personality disorder. J Clin Psychopharmacol, 15: 23–29.
Schmeck K, Schlüter-Müller S (2009) Persönlichkeitsstörungen im Jugendalter. Heidelberg: Springer.
Schmeck K, Schlüter-Müller S, Resch F (2012) Persönlichkeitsstörungen. In Psychiatrie und Psychotherapie des Kindes- und Jugendalters (2. Aufl., S. 717–734). Heidelberg: Springer.
Schlüter-Müller S, Jung E, Burger V, Pick O, Schmeck K (2014) Behandlungsmöglichkeiten bei Jugendlichen mit Persönlichkeitsstörungen. Psychiatrie & Neurologie, 2: 13-15.
Schuppert HM, Timmerman ME, Bloo J, van Gemert TG, Wiersema HM, Minderaa RB, Emmelkamp PM, Nauta MH (2012) Emotion regulation training for adolescents with borderline personality disorder traits: a randomized controlled trial. J Am Acad Child Adolesc Psychiatry 51: 1314-1323 e1312.
Skodol AE, Grilo CM, Keyes KM, et al. (2011) Relationship of personality disorders to the course of major depressive disorder in a nationally representative sample. American Journal of Psychiatry 168(3): 257–264.
Stoffers J, Völlm BA, Rücker G, Timmer A, Huband N, Lieb K (2010) Pharmacological interventions for borderline personality disorder. Cochrane Database Syst Rev, 6: CD005653.
Streeck-Fischer A (2008) The borderline personality (development) disorder during adolescence. Psychological assessment, treatment prerequisites, framework design, treatment phases. Praxis der Kinderpsychologie und Kinderpsychiatrie, 57(8-9): 693–717.
Streeck-Fischer A (2008) The borderline personality (development) disorder during adolescence. Psychological assessment, treatment prerequisites, framework design, treatment phases. Praxis der Kinderpsychologie und Kinderpsychiatrie, 57: 693–717.
Van Gemert TM, Ringrose HJ, Schuppert HM, Wiersema HM (2009) Emotieregulatietraining (ERT), een programma voor adolescenten met emotieregulatieproblemen. Amsterdam: Boom
Von Auer, AK, Kleindienst N, Ludewig S, Soyka O, Bohus M, Ludäscher P (im Druck): 10 Jahre Erfahrung mit der Dialektisch Behavioralen Therapie für Adoleszente (DBT-A) unter stationären Bedingungen – die Station Wellenreiter. Zeitschrift für Kinder- und Jugendpsychiatrie und Psychotherapie.
Zanarini MC, Frankenburg FR, Parachini EA (2004) A preliminary, randomized trial of fluoxetine, olanzapine, and the olanzapine-fluoxetine combination in women with borderline personality disorder. J Clin Psychiatry, 65: 903–907.

Zanarini MC, Frankenburg FR, Reich DB, Hennen J, Silk KR (2005) Adult experiences of abuse reported by borderline patients and Axis II comparison subjects over six years of prospective follow-up. J Nerv Ment Dis, 193(6): 412-416.
Zanarini MC, Frankenburg FR, Reich DB, Fitzmaurice G (2012) Attainment and stability of sustained symptomatic remission and recovery among patients with borderline personality disorder and axis II comparison subjects: a 16-year prospective follow-up study. Am J Psychiatry, 169(5): 476–483.
Zanarini MC, Williams AA, Lewis RE, Reich RB, Vera SC, Marino MF (1997) Reported pathological childhood experiences associated with the development of borderline personality disorder. Am J Psychiatry, 154(8): 1101–1106.

5 Dialektisch Behaviorale Therapie für Adoleszente (DBT-A)

Anne Kristin von Auer

Da die überwiegende Zahl der Patienten, um die es hier geht und der sie behandelnden Therapeuten weiblich ist, wird im Folgenden im Singular die weibliche Form genutzt.

Wie in den vorherigen Kapiteln beschrieben, stellen repetitives nichtsuizidales selbstverletzendes Verhalten (NSSV) und Suizidalität im Jugendalter ein schwerwiegendes Problem dar. Sie sind häufig mit anderen psychiatrischen Diagnosen, speziell aber mit der Borderline-Persönlichkeitsstörung (BPS) assoziiert, gehen langfristig mit einer starken Beeinträchtigung der Jugendlichen und einem geringen psychosozialen Funktionsniveau mit schlechten Schulleistungen und einer sozialen Isolation einher (Kaess et al. 2013; Laukkanen et al. 2009; Nock et al. 2006) und verursachen hohe Kosten im Sozial- und Gesundheitssystem (Sinclair et al. 2011). Gleichzeitig kann davon ausgegangen werden, dass die Symptomatik gerade im Jugendalter noch eine höhere Beeinflussbarkeit aufweist. Die Gesamtheit dieser Faktoren spricht dafür, den betroffenen Jugendlichen so früh wie möglich ein spezialisiertes Behandlungsangebot zu machen, auch wenn das Vollbild einer BPS noch nicht erfüllt ist. Die DBT-A ist ein Behandlungsprogramm, das speziell auf die Arbeit mit diesen Jugendlichen und ihren Familien zugeschnitten wurde.

DBT-A

Die Dialektisch Behaviorale Therapie (DBT) wurde ursprünglich als störungsspezifisches Behandlungskonzept für chronisch suizidale erwachsene Patientinnen mit BPS entwickelt (Linehan 1996a; 1996b) und gilt als das best-evaluierte Behandlungskonzept für diese Population (Stoffers et al. 2012). In den letzten Jahren wurde eine Vielzahl von Modifikationen für unterschiedliche Patientengruppen und Settings evaluiert (Übersicht siehe Dimeff und Koerner 2007), sodass die DBT heute als ein modular konzeptualisiertes Behandlungsprogramm für komplexe Störungen der Emotionsregulation verstanden werden kann (Neacsi et al., in press).

Zentrale Module der ambulanten DBT sind die Einzeltherapie, das Skillstraining, die Telefonberatung und das Beratungsteam (Linehan 1996a; 1996b). Die Besonderheiten der DBT-A im Vergleich zur DBT sind der Einbezug der Eltern in die Therapie, die Teilnahme eines Elternteils oder einer anderen Bezugsperson an der Fertigkeitengruppe (Skillsgruppe), ein verkürztes und vereinfachtes Manual und das zusätzliche Modul »Den goldenen Mittelweg finden« (Miller et al. 2007). Erste Daten sprechen für die Wirksamkeit der ambulanten DBT-A. So untersuchten Rathus und Miller (2002) suizidale Jugendliche, die für zwölf Wochen ambulant mit einer unspezifischen Psychotherapie (n=82) oder DBT-A (n=29) behandelt wurden. Es zeigten sich geringere Abbruchquoten und weniger stationären Aufnahmen für die DBT-A-Gruppe, obwohl dieser die stärker beeinträchtigten Jugendlichen angehörten. Fleischhaker et al. (2006; 2011) behandelten zwölf Jugendliche mit Suizidgedanken und/oder NSSV und mindestens drei Kriterien der BPS über 16 Wochen ambulant mit der DBT-A. Eine Reduktion von NSSV, allgemeiner Psychopathologie, depressiver Symptomatik und eine Verbesserung der Lebensqualität waren sowohl nach der Therapie als auch ein Jahr später signifikant. Weitere Studien geben Hinweise auf die Wirksamkeit der DBT-A im Bereich der Essstörung (Salbach et al. 2007; Salbach-Andrea et al. 2009) oder auch im stationären Setting (Katz et al. 2004; v. Auer et al., zur Veröffentlichung eingereicht). Aus einer derzeit in Oslo durchgeführten und mittlerweile abgeschlossenen randomisiert kontrollierten Studie liegen erste erfolgversprechende Berichte vor (Mehlum 2012). Eine Übersicht über die bisher veröffentlichten Studien zur DBT-A geben Groves et al. (2012).

Konzept

Die DBT ist ein kognitiv-verhaltenstherapeutisches Konzept, welches durch akzeptanzbasierte Methoden ergänzt wurde. Die der DBT zugrundeliegende *dialektische Grundhaltung* ist um eine Balance von Akzeptanz und Veränderung bemüht. Zu den *strukturierenden und veränderungsbasierten Methoden* gehören die Orientierung an der Hierarchie der Therapieziele, die Arbeit mit Verhaltensanalysen (VA) und Selbstbeobachtungsprotokollen (Tagebuchkarten), die Vermittlung von Fertigkeiten (Skills) aber auch andere kognitiv-verhaltenstherapeutische Methoden wie Expositionsverfahren, kognitive Umstrukturierung und Kontingenzmanagement. Zu den *akzeptanzbasierten Methoden* zählen Achtsamkeit, eine nicht-bewertende Haltung sowie die Validierungsstrategien (vgl. Linehan 1996a). Im Folgenden sollen die einzelnen Methoden kurz erläutert werden.

Dialektik, Achtsamkeit und Grundannahmen

Therapeuten, Skillsgruppentrainer und alle Mitglieder des Beratungsteams (s. u.) üben sich in einer *achtsamen, nicht-wertenden Grundhaltung* den Patienten und Familien gegenüber, aber auch untereinander. Dies erfolgt durch regelmäßig durchgeführte Achtsamkeitsübungen, aber auch durch klare Regeln für Besprechungen über und den Umgang mit Patienten. Es wird versucht, eine Balance zwischen Akzeptanz- und Veränderungsstrategien zu halten. Alle haben den Auftrag, sich die Grundannahmen über Patienten und deren Familien regelmäßig und gerade in schwierigen Situationen zu vergegenwärtigen. Die Grundannahmen über Patienten und ihre Familien sollen das Behandlungsteam darin unterstützen, den Patienten und Familien gegenüber eine achtsame und dialektische Grundhaltung zu wahren. Sie lauten folgendermaßen:

Grundannahmen in der DBT-A (nach Miller et al. 2007):

1. Alle Beteiligten tun ihr Bestes
2. Alle Beteiligten wollen sich positiv verändern
3. Alle Beteiligten müssen sich mehr anstrengen, härter arbeiten und stärker motiviert sein, um sich zu verändern
4. Die Beteiligten haben ihre Probleme nicht unbedingt alle selbst verursacht, müssen sie aber selbst lösen
5. Das Leben aller Beteiligter ist so, wie es zurzeit gelebt wird, schmerzhaft
6. Alle Beteiligten müssen neue Verhaltensweisen in allen wichtigen Situationen ihres Lebens erlernen
7. Es gibt keine absolute Wahrheit
8. Es ist wirkungsvoller, Dinge als gut gemeint zu verstehen, als vom Schlimmsten auszugehen
9. Sowohl Patienten als auch ihre Familien können in der DBT nicht versagen

Beratungsteam

Auch in der ambulanten DBT-A wird dafür gesorgt, dass nicht die Therapeutin allein die Verantwortung für den Therapieverlauf trägt. Deswegen sind im Konzept wöchentliche Treffen des DBT-A-Beratungsteams vorgesehen (vgl. Linehan 1996a). Das Beratungsteam hat die Aufgabe, die Einzeltherapeuten zu unterstützen und die Verantwortung mit ihnen zu teilen. Die Besprechungen orientieren sich ebenfalls an der Hierarchie der Therapieziele, wobei hier auch die Verhaltensweisen der Therapeuten hierarchisiert werden (z. B. Verhalten auf Seite der Therapeuten, dass den Therapiefortschritt behindert usw.). Um eine achtsame, dialektische Haltung in Besprechung zu wahren, wird in jeder Sitzung ein »Hüter der Dialektik« bestimmt. Dieser markiert Bewertungen, stellt eine Inbalance von Akzeptanz und Veränderung fest, benennt Extrempole und hilft dabei, eine dialektische Haltung zu finden.

Eine zentrale Akzeptanzstrategie in der DBT ist die *Validierung*. Validierung vermittelt der Patientin, dass ihre subjektive Sicht der Dinge, ihre Gefühle, Gedanken und ihr Verhalten, nachvollziehbar, jedoch nicht die einzig mögliche Alternative sind (vgl. Linehan 1996a). Validierung führt dazu, dass die Patienten sich verstanden fühlen. Dies wiederum ist Voraussetzung dafür, sich selbst zu verstehen und die eigenen Gefühle anzunehmen (Zitat einer Patientin: »Wenn Sie sich vorstellen können, dass ich mich in der Situation so gefühlt habe, dann kann es ja gar nicht so falsch sein, dass ich mich so gefühlt habe.«). Seine eigenen Gefühle und Beweggründe zu verstehen und anzunehmen ist wiederum die Voraussetzung für eine Veränderung.

Commitmentstrategien

Ergänzend zu den bisher genannten Strategien führte Linehan spezielle *Commitmentstrategien* ein (vgl. Linehan 1996a; Miller et al. 2007). Diese dienen dazu, die Zustimmung oder Selbstverpflichtung (Commitment) der Patientin zur Therapie, zu den Zielen und den Vorgehensweisen zu erlangen. Insgesamt ist das Commitment bei jugendlichen Patienten schwankender als bei Erwachsenen. Es muss mit Hilfe der Commitmentstrategien häufig erneuert werden. Diese Strategien beinhalten:

- das Abwägen von kurz- und langfristigen Vor- und Nachteilen einer Verhaltensveränderung (»Pro/Contra«),
- das »Betonen der freien Wahlmöglichkeit«,
- das Fordern einer starken Veränderung mit nachfolgendem Einlenken auf eine geringere Anforderung (»Tür im Gesicht«) oder
- das Fordern eines ersten Schrittes in Richtung Veränderung, mit der Intention, eine Folge von Veränderungen in Gang zu bringen (»Fuß in die Tür«),
- das »Erinnern an frühere Zustimmung« zu Zielen oder Absprachen,
- die Argumentation für dysfunktionales Verhalten, wenn bei der Patientin bereits eine schwache Zustimmung zu einer Veränderung vorliegt, um der Patientin die Möglichkeit zu geben, sich argumentativ auf die Gegenseite begeben zu können (»Advocatus Diaboli«) und
- den Glauben an die Veränderungsmöglichkeiten der Patientin und die Ermutigung, Veränderungsschritte zu gehen (»Cheerleading«).

Hierarchie der Therapieziele

Der Behandlungsfokus in der DBT-A orientiert sich an der Hierarchie der Therapieziele. In einer gemeinsamen Zielanalyse mit den Jugendlichen unter Einbezug der Informationen durch die Bezugspersonen werden Zielverhaltensweisen für die Therapie festgelegt. Mit Hilfe der Hierarchie der Therapieziele werden sie in ihrer Priorität geordnet. Der Fokus der Therapie liegt auf dem am höchsten eingestuften Verhalten und wechselt, wenn ein höher hierarchisiertes Verhalten auftritt. Im ersten Therapiestadium geht es darum, Verhaltensweisen, die die (Über)-lebensfähigkeit der Patientin beeinträchtigen, zu verändern. Hierzu gehören suizidale Krisen und schweres selbstschädigendes Verhalten, aber auch andere Verhaltensweisen, die einen Schul- oder Ausbildungsbesuch verhindern. Im zweiten Therapiestadium werden weitere Schwierigkeiten im sozialen Umfeld und im Umgang mit eigenen belastenden Gefühlen bearbeitet. Die beiden Therapiestadien sind nicht als zeitlich klar voneinander getrennte Stadien zu sehen. Sie stellen Behandlungsschwerpunkte dar, die ineinander greifen.

Hierarchie der Therapieziele (Adaption für Jugendliche in Anlehnung an Bohus und Reicherzer 2012):

Therapiestadium I: Schwerwiegende Probleme im Handeln

- Verbesserung der Überlebensfertigkeiten (Umgang mit krisenerzeugendem Verhalten)

- Besseres Mitwirken bei der Therapie (Umgang mit therapiegefährdendem Verhalten)
- Behandlung psychischer Störungen oder Probleme, die den Schul- oder Ausbildungsbesuch verhindern

Therapiestadium II: Probleme des emotionalen Erlebens

- Verbesserung der sozialen Situation (Integration in die Gruppe von Gleichaltrigen, Verbesserung des Kontaktes zu den Eltern)
- Verbesserung der borderline-typischen emotionalen Probleme wie Einsamkeit, Selbsthass usw.

Verhaltensanalysen (VA)

Über *Verhaltensanalysen* werden die Faktoren, die das fokussierte Verhalten auslösen und aufrechterhalten, herausgearbeitet. Die VA ermöglicht, Verhaltensmuster und Verhaltensdefizite zu erkennen. Diese Erkenntnisse gehen in die *Lösungsanalyse* ein, die zum Ziel hat, alternative Verhaltensweisen (Skills) zu erarbeiten.

Tagebuchkarte

Die *Tagebuchkarte* ist ein Selbstbeobachtungsinstrument, in dem die Jugendlichen u. a. den Drang, dysfunktionales Verhalten auszuführen, die Handlung selbst aber auch den Einsatz von Skills dokumentieren. Die Tagebuchkarte soll die Patienten in ihrer Selbstwahrnehmung schulen. Sie dient aber auch der Strukturierung einer Therapiestunde und ermöglicht, Veränderungen bezüglich bestimmter Verhaltensweisen im Therapieverlauf zu erfassen.

Skillsvermittlung

Skills sind Fertigkeiten, die den Patienten Alternativen im Umgang mit sich selbst, mit den eigenen Gefühlen und mit anderen Menschen ermöglichen. Die Skillsvermittlung erfolgt hauptsächlich in der Skillsgruppe (s. u.). In der Einzeltherapie werden die Skills an die individuelle Situation des jeweiligen Patienten angepasst und ein Transfer in Alltagssituationen vorbereitet und begleitet.

Skillsgruppe

Im aktuellen Interaktiven Skillsmanual von Bohus und Wolf-Arehult (2012) werden Skills in den Bereichen Achtsamkeit, Stresstoleranz, Emotionsregulation, Zwischenmenschliche Fertigkeiten und Selbstwert vermittelt. Das Jugendmanual ist kürzer, einfacher gestaltet (Fleischhaker et al. 2010) und besitzt das zusätzliche Modul »Den goldenen Mittelweg finden«. Dieses Modul wurde speziell für die Arbeit mit der Familie entwickelt. Es vermittelt Prinzipien der Lerntheorie, Dialektik und Validierung und greift einige typische Jugendlichendilemmata auf (vgl. Miller et al. 2007). Die Gruppe wird von zwei Skillstrainern geleitet und sollte aktiv, gut verständlich, erlebnisnah und kurzweilig gestaltet werden. Die Gruppe findet 1x/Woche für 90–120 Minuten statt. Die Skillsgruppe beginnt mit einer Eingangsrunde, in der alle Teilnehmer von den seit der letzten Skillsgruppe eingesetzten Skills berichten und sich etwas für die heutige Sitzung vornehmen (z. B. sich aktiv zu beteiligen). Es folgt eine Achtsamkeitsübung, die Hausaufgaben werden besprochen, das aktuelle Thema wird ein- oder fortgeführt und neue Hausaufgaben werden vergeben. In der Abschlussrunde werden die Teilnehmer aufgefordert, zu sagen, was sie aus dieser Gruppe »mitnehmen«. In Deutschland existieren unterschiedliche Modelle zum Einbezug von Eltern oder Bezugspersonen in die Skillsgruppe. In einigen ambulanten Angeboten nimmt eine Bezugsperson (Mutter, Vater, Bruder...) regelmäßig und als gleichwertiges Mitglied an der Skillsgruppe teil. Dies entspricht der ursprünglich von Miller et al. (2007) vorgeschlagenen Form und hat den Vorteil, dass die Bezugspersonen selbst Skills lernen. Andere Skillstrainer laden die Bezugspersonen zu jedem Modul einmal und zum Modul »Den goldenen Mittelweg finden« durchgängig ein. Dies hat den Vorteil, dass die Jugendlichen Raum haben, sich in Abwesenheit ihrer Eltern untereinander auszutauschen. In den gemeinsamen Gruppen berichten sie ihren Bezugspersonen, was sie bisher gelernt haben. Da das Modul »Den goldenen Mittelweg finden« speziell für die Arbeit mit der Familie entwickelt wurde, ist es sinnvoll, dieses möglichst in Anwesenheit der Bezugspersonen zu vermitteln.

Telefonberatung

Die ambulante DBT-A sieht vor, dass die Jugendlichen sich in einer Krise beim Therapeuten oder Skillstrainer melden können, um eine konkrete Unterstützung in der Anwendung von Skills zu erhalten (vgl. Miller et al. 2007). Diese Telefonate sollten immer in einer ähnlichen Struktur gehalten werden. Die Jugendliche wird kurz nach der Situation und ihrer aktuellen Anspannung gefragt. Es wird überprüft, welche Skills schon eingesetzt wurden und man legt sich auf die als nächstes einzusetzenden Skills fest. Die Patientin gibt ihr Commitment zum Einsatz der Skills und es wird eine Zeit festgelegt, zu der erneut Kontakt aufgenommen und die Anspannung überprüft wird. Telefonkontakte können auch fest verabredet werden, um die Patienten vor oder nach einer schwierigen Situation zu unterstützen. Telefonate sind auch dann erlaubt und erwünscht, wenn auf Seiten der Patientin oder der Therapeutin der Eindruck entstanden ist, die Beziehung sei gefährdet und es bedarf einer Klärung. Während die Standard-DBT den erwachsenen Patienten verbietet, nach selbstverletzendem Verhalten anzurufen, ist dies bei den Jugendlichen erlaubt (vgl. ebd.). Dies gilt nur dann, wenn sie Unterstützung dabei benötigen, die Wunde versorgen zu lassen. Ruft eine Jugendliche erst nach erfolgter Selbstverletzung an, so muss eventuell mit Hilfe einer VA besprochen werden, wie die Patientin es schafft, beim nächsten Mal rechtzeitig anzurufen, um die Selbstverletzung zu verhindern. Die Therapeutin, die das Telefoncoaching übernimmt, muss für solche oder ähnliche Fälle in Besitz der Telefonnummer der Sorgeberechtigten oder Bezugspersonen sein. Die Jugendlichen müssen wissen, dass ein Einbezug der Bezugspersonen dann erfolgen kann, wenn man den Eindruck erhält, sie benötigen Unterstützung durch erwachsene Personen.

Auch die Eltern sollten die Möglichkeit haben, eine Telefonberatung zu erhalten. Wenn möglich, sollte die Beraterin für die Eltern und die für die Jugendlichen nicht dieselbe Person sein. Ist dies nicht zu verhindern, so muss es klare Absprachen bezüglich der Priorität und dem Umgang mit Informationen geben (vgl. ebd.).

Umgang mit therapiegefährdenden Verhaltensweisen

Verhaltensweisen, die den Fortschritt in der Therapie gefährden oder sogar drohen, die Therapie zu zerstören, werden von der Therapeutin klar benannt und gemeinsam mit der Patientin in die Hierarchie der Therapieziele eingeordnet. Entweder erarbeiten Therapeutin und Patientin zu dem entsprechenden Verhalten in der Sitzung eine VA, oder die Patientin fertigt zur nächsten Therapiesitzung eine VA an. Diese wird in der Einzeltherapie besprochen und es werden alternative Verhaltensweisen für zukünftige Situationen erarbeitet. Tritt therapiegefährdendes Verhalten in der Skillsgruppe auf, wird es möglichst in der Situation unterbunden und in der Pause oder im Anschluss an die Gruppe von der Skillsgruppentrainerin angesprochen. Ist es zu massiv, um es an dieser Stelle kurz zu klären, wird mit der Patientin besprochen, dass es an die Einzeltherapeutin weitergeleitet werden muss. Die Patientin sollte zuerst die Möglichkeit haben, dies selbst zu tun. Die Jugendlichen werden rechtzeitig darüber informiert, wenn der Wiederauftritt eines bestimmten Verhaltens ihre Therapie massiv gefährdet und zu einer Therapiepause führen könnte. Zu solchem Verhalten zählt z. B. ein wiederholtes Fernbleiben in der Einzeltherapie, wöchentliche Wiederaufnahmen auf der Akutstation oder das Verbreiten von Berichten über NSSV in Internetforen sein. Die Konsequenzen bestimmter Verhaltensweisen sind bereits vor der Therapie festgelegt. So führt z. B. ein Suizidversuch der Patientin zu einem Abbruch der Therapie. Dies wird vor Beginn der Behandlung besprochen. Die Jugendlichen unterschreiben einen Non-Suizidvertrag (s. Vorbereitungsphase).

Behandlungsphasen

Auch wenn wie oben dargestellt, die einzelnen Therapiestadien sich nicht klar zeitlich voneinander abgrenzen lassen, so liegt der Behandlungsschwerpunkt zu Beginn der Behandlung eher auf den Zielen, die unter Stadium I gefasst werden, und verlagert sich im Laufe der Behandlung idealerweise auf die Ziele, die unter Stadium II fallen. Bestimmte Interventionen lassen sich zeitlich klar dem Beginn, dem Verlauf oder dem Ende der Therapie zuordnen. Daher sollen spezifische Inhalte von Einzeltherapie (ET) und Familientherapie (FT) hier in chronologischer Abfolge dargestellt werden. Die Inhalte können natürlich flexibel an die Erfordernisse des jeweiligen Therapieverlaufs angepasst werden.

Vorbereitungsphase

Vor der Entscheidung über eine Teilnahme an der DBT-A findet ein Vorgespräch mit der Patientin und den Sorgeberechtigten statt. Hier erfolgt eine spezielle Diagnostik bezüglich der Borderlinesymptomatik anhand des SKID-II (klinisches Interview für DSM-IV, Achse II Persönlichkeitsstörungen, Fydrich et al. 1997). Voraussetzung für die Aufnahme in das ambulante Behandlungsprogramm ist das Vorliegen mindestens dreier BPS-Kriterien aus dem DSM-IV. Des Weiteren wird im Vorgespräch über Ziele und Module des Behandlungsprogramms, das Vorgehen bei selbstschädigendem oder suizidalem Verhalten und weitere zentrale Regeln informiert und der Non-Suizidvertrag ausgehändigt. Sowohl die Jugendliche als auch die Sorgeberechtigten müssen ein Commitment zur Behandlung geben. Es ist ratsam, die diagnostische Erhebung mit den Jugendlichen alleine zu machen, da sie dann oft offener über ihre Probleme sprechen und auch ihre Skepsis bezüglich der Behandlung freier äußern können.

Therapiestadium I

In diesem Stadium sollen dysfunktionale Verhaltensweisen reduziert werden, die zu schweren Beeinträchtigungen der Alltagsbewältigung führen. Hierzu gehören v. a. suizidale Krisen, körperliche Auseinandersetzungen, repetitives NSSV, schädigender Alkohol- oder Drogenkonsum, Risikoverhalten (z. B. gefährdende sexuelle Kontakte) und die Vermeidung des Schulbesuchs. Des Weiteren wird in dieser Phase am Mitwirken in der Therapie gearbeitet. Dies wird z. B. dann notwendig, wenn die Termine unregelmäßig wahrgenommen werden, Skills nicht geübt werden oder eine Beeinträchtigung von Mitpatienten auftritt (z. B. durch belastende Mitteilungen über Internetforen). Je nachdem, wie stark solches Verhalten ausgeprägt ist, kann es in der Hierarchie auch Priorität über schwer selbstschädigende Verhaltensweisen erlangen. Liegen schwere selbstschädigende Verhaltensweisen vor und es gelingt auch nach dem Erarbeiten von VA und Lösungsstrategien nicht, die Jugendliche regelmäßig zum Besuch von Einzeltherapie und Skillsgruppe zu bewegen, so ist eine stationäre Behandlung oder Unterbringung in einer Jugendhilfeeinrichtung zu erwägen.

Die *ET* findet 1x/Wo (50 Min) statt. Die Therapeutin entwickelt mit der Patientin ein Störungsmodell, welches sich am bio-sozialen Modell von Linehan (1996a) orientiert (s. u.). Die Symptomatik der Patientin wird mit Hilfe der Hierarchie der Behandlungsziele in der Priorität eingeordnet. Zu den Verhaltensweisen, die laut Hierarchie Priorität besitzen, werden VA erstellt (z. B. ein kürzlich begangener Suizidversuch, schweres NSSV, ein aggressiver Durchbruch, ein Therapieabbruch, Schulabstinenz). Mit Hilfe der Informationen aus den VA zu den bestehenden Fertigkeitendefiziten und weiteren auslösenden oder aufrechterhaltenden Faktoren, erfolgt eine konkrete Behandlungsplanung. Da die Patienten in dieser Phase meist mit hoher Anspannung zu kämpfen haben, wird eine individuelle Skillskette erarbeitet. Diese umfasst zwei bis drei Stresstoleranzskills, die im Hochspannungsbereich wirken und i. d. R. dann einen Skill aus dem Bereich der Emotionsregulation, je nach Situation auch aus dem Bereich der zwischenmenschlichen Fertigkeiten, nach sich ziehen. Die Patientin sollte die wichtigsten Notfallskills immer bei sich tragen. Liegen keine suizidalen Krisen und kein selbstgefährdendes Verhalten vor, so sollte man zügig am regelmäßigen Schul- oder Ausbildungsbesuch arbeiten. In Abhängigkeit von der Gefährlichkeit selbstschädigenden Verhaltens ist die Unterstützung bei einem regelmäßigen Schulbesuch evtl. vorrangig zu behandeln. Gelingt es auch nach intensiver Arbeit nicht, die Jugendliche wieder zum Schulbesuch zu bewegen, muss auch hier eine stationäre Behandlung oder Unterbringung in einer Jugendhilfeeinrichtung erwogen werden.

Sind Diagnostik und Behandlungsplanung abgeschlossen, erfolgt die Umsetzung der Behandlungsplanung – immer orientiert an der Hierarchie der Therapieziele. Jede ET beginnt mit dem kurzen Besprechen der Tagebuchkarte, anhand derer sich erkennen lässt, welche dysfunktionalen Verhaltensweisen seit der letzten Stunde aufgetreten sind, aber auch, ob und wie erfolgreich Skills eingesetzt wurden. Orientiert an der Hierarchie der Behandlungsziele wird eine Legende für die jeweilige Stunde erstellt. Traten dysfunktionale Verhaltensweisen auf, wird in der ET die dazu angefertigte VA besprochen. Hierbei werden typische dysfunktionale Verhaltensmuster und Fertigkeitendefizite herausgearbeitet und Lösungsanalysen angefertigt. Die Therapeutin unterstützt die Patientin darin, die neu erlernten Fertigkeiten aus den verschiedenen Modulen innerhalb und außerhalb der Therapiestunde einzuüben.

In der *FT* wird eine ausführliche Anamnese zur Entwicklungsgeschichte des Kindes erhoben. Die Eltern werden dann über die Hierarchie der Therapieziele informiert. Für die Arbeit mit der Familie wurde eine eigene Hierarchie erstellt (Adaption in Anlehnung an Miller et al. 2007):

Therapiestadium I:

1. Reduktion von familiären Interaktionen, die zu lebensbedrohlichen Verhaltensweisen des Jugendlichen beitragen
2. Reduktion von familiären oder elterlichen Verhaltensweisen, die die Behandlung beeinträchtigen

Therapiestadium II:

3. Reduktion von familiären Interaktionen, die die Lebensqualität der Familie beeinträchtigen
   Die Verbesserung von Skills muss parallel auf allen Stufen erfolgen, um den Abbau der dysfunktionalen Verhaltensweisen überhaupt zu ermöglichen.

Nach der Anamneseerhebung und Aufklärung über die Hierarchie der Therapieziele erfolgt eine Psychoedukation bzgl. der Diagnose des Kindes. Hier sollte offen besprochen werden, warum die Diagnose einer emotional-instabilen Persönlichkeitsstörung vom Borderline-Typus gegeben oder auch nicht gegeben wurde. Im nächsten Schritt wird mit der gesamten Familie das bio-soziale Entstehungsmodell erläutert (vgl. Linehan 1996a; Miller et al. 2007; Fruzzetti et al. 2005). Dieses Modell geht davon aus, dass die Symptome der BPS durch das Zusammenspiel zweier Bedingungen entstehen: einer biologisch bedingten emotionalen Verletzlichkeit der Person und Reaktionen der Umwelt, die ein Unverständnis, eine Missbilligung oder Entwertung ausdrücken (invalidierende Umweltbedingungen). Diese Erläuterungen dienen nicht nur der Psychoedukation. Das Modell bietet die Möglichkeit, dass jedes einzelne Familienmitglied sich und die anderen in Bezug auf die emotionale Verletzlichkeit einschätzt. Hierüber können Unterschiede und Ähnlichkeiten verdeutlicht werden. Diese wiederum können herangezogen werden, um das gegenseitige Verständnis oder Unverständnis füreinander zu erklären. So fällt es einem emotional verletzlichen Menschen vermutlich schwer, zu verstehen, dass sein Angehöriger in bestimmten Situationen ruhig bleibt und wenig Gefühle zeigt und umgekehrt. Sind zwei Angehörige emotional verletzlich, so ist nachvollziehbar, dass es häufiger zur Eskalation kommt, wenn beide in hoher Anspannung sind. Diese Ausführungen erleichtern die Überleitung zu den invalidierenden Umweltbedingungen. Ist die emotionale Verletzlichkeit sehr unterschiedlich oder ist man selbst gerade unter hoher Anspannung, so fällt es schwer, den Anderen zu verstehen und zu validieren. Das Modell bietet auch die Möglichkeit, dass jedes Familienmitglied über eigene invalidierende Erfahrungen berichtet. Auch dieser Prozess erhöht das Verständnis füreinander.

Wurde mit der Jugendlichen eine Skillskette erarbeitet, so sollten die Eltern darüber informiert werden. Inwieweit sie in Hochstresssituationen aktiv unterstützend eingreifen sollen, dürfen die Jugendlichen entscheiden.

Ist in den VA der Jugendlichen deutlich geworden, dass die Eltern eine auslösende oder aufrechterhaltende Rolle in Bezug auf ihr Problemverhalten spielen, so wird dies in der FT thematisiert. Die Eltern werden über die Prinzipien der Lerntheorie aufgeklärt und es werden gemeinsam mit der Jugendlichen Lösungsstrategien für die entsprechenden Situationen gesucht. In dieser Phase wird den Eltern häufig vermittelt, wie sie funktionales Verhalten ihres Kindes verstärken und dysfunktionales Verhalten löschen können. Ein weiteres zentrales Anliegen ist schon zu diesem Zeitpunkt, Invalidierungen zu verringern. Treten Invalidierungen oder Entwertungen in den Gesprächen auf, sollten diese sofort markiert werden. Gemeinsam kann dann versucht werden, eine Beschreibung oder eine validierende Aussage zu finden.

Gemeinsame Kettenanalysen für ein oder beide Elternteile und die Tochter (vgl. Fruzzetti 2006) ermöglichen, nicht sichtbare, innere Prozesse herauszuarbeiten. Die Transparenz für alle Beteiligten ermöglicht oft einen Perspektivwechsel. Die Informationen aus der Kettenanalyse dienen im nächsten Schritt der gezielten Skillsvermittlung.

Eine *Zusammenarbeit mit der Schule* ist meist schon im ersten Therapiestadium eine sinnvolle Ergänzung. Es sollte eine Aufklärung über die Problematik der Jugendlichen erfolgen. In einem gemeinsamen Gespräch mit der Jugendlichen sollte geklärt werden, welche Skills in der Schule zum Einsatz kommen können. Die Lehrer können darüber informieren, welche Verhaltensweisen der Jugendlichen in der Schule ihre Schulentwicklung beeinträchtigen. Dies ermöglicht in der Einzeltherapie, frühzeitig an diesen Verhaltensweisen zu arbeiten.

Therapiestadium II

Gelingt es der Patientin, schwere dysfunktionale Verhaltensweisen zu unterlassen, so kann im zweiten Therapiestadium an einer verbesserten Integration der Jugendlichen in soziale Bezüge und an einer tiefergehenden Akzeptanz der eigenen Person und der Gefühle gearbeitet werden. Hier erlangen der Aufbau positiver Aktivitäten mit Gleichaltrigen und auch das Selbstwertmodul oft eine zentrale Rolle. Bei Patienten, die unter einer posttraumatischen Belastungsreaktion (PTBS) leiden, ist in diesem Stadium evtl. eine gezielte Behandlung der PTBS mit Hilfe kognitiv-verhaltenstherapeutischer Techniken indiziert.

Individuell auf die jeweilige Familie abgestimmt, werden in der *FT* möglichst allen Familienmitgliedern Skills vermittelt. Ziel ist, dass alle lernen, sich besser zu regulieren und mit sich und den Familienmitgliedern achtsamer umzugehen. Neben der Vermittlung spezieller »Familyskills« (vgl. Fruzzetti 2006) können auch Teile aus dem Modul »Den goldenen Mittelweg finden« genutzt werden.

Therapieabschluss

Vor Ende der Therapie wird in der *ET* ein Notfallplan erstellt. D. h. es werden zu erwartende Schwierigkeiten und entsprechende Lösungsstrategien aufgeführt und Ansprechpartner für Krisensituationen und zugehörige Kontaktdaten aufgenommen. Die Therapietermine sollten zum Ende hin in größeren Abständen stattfinden, sodass die Jugendliche Zeit hat, sich zu lösen und ihr Leben immer selbständiger zu meistern. Die Jugendliche zieht ein Resümee zu den Veränderungen in der Therapie. Sie sollte am Schluss der Behandlung eine Skillbox erstellt haben, in der sich tatsächlich oder symbolisch alle Skills befinden, die sie für sich nutzen kann.

In den letzten *Familiengesprächen* werden auch die Eltern über den Notfallplan informiert. Jugendliche und Familie ziehen gemeinsam Resümee über die Veränderungen, die sich in der Therapie für jeden einzelnen und die Beziehungen untereinander ergeben haben. Die Jugendliche stellt ihrer Familie ihre Skillsbox und die für sie wichtigsten Skills vor.

DBT-A am Fallbeispiel

Die Eltern der 15-jährigen Sophia (S.) berichten am Telefon, ihre Tochter sei bereits mehrfach in stationärer Behandlung in der für sie zuständigen Kinder- und Jugendpsychiatrie (KJP) gewesen, verletze sich selbst und habe immer wieder Suizidgedanken. Zum *Vorgespräch* erscheinen Mutter und Tochter. Die Therapeutin (Th.) bietet S. an, eine genauere diagnostische Erhebung mit ihr allein zu machen und die Mutter später wieder hinzuzuziehen. Von den BPS-Symptomen, die über das Interview zur BPS aus dem SKID-II erhoben werden, erfüllt S. sieben. Traumatisierungen in der Vorgeschichte verneint sie. Nach vorherigen Behandlungen gefragt, berichtet sie, mehrfach zur Krisenintervention und einmal zu einem 4-monatigen Aufenthalt in der für die Region zuständigen KJP gewesen zu sein. Als Ziele für eine Behandlung benennt sie, sie wolle sich »weniger verletzen«, »keine Suizidgedanken mehr haben« und »mit anderen und ihrer Familie besser klar kommen«. Die Mutter wird hinzugerufen und nach ihren Wünschen für die Tochter gefragt. Sie hofft, dass ihre Tochter ihr Selbstbewusstsein stärken und mehr Freude am Leben erlangen kann. Mutter und Tochter werden nun über das Konzept und den Ablauf der Therapie informiert. Beide erfahren zu diesem Zeitpunkt, dass ein Suizidversuch zu einem Abbruch der Therapie führt. Der Therapievertrag mit Non-Suizidabkommen und weitere Regeln werden ausgehändigt. S. gibt ihr Commitment zur Therapie nach einigen Tagen telefonisch und wird zum nächstmöglichen Zeitpunkt zur Skillsgruppe und ET eingeplant.

Therapiestadium I

Zur ersten *ET* bringt S. den Behandlungsvertrag wie verabredet von ihr und den Eltern unterschrieben mit. Die von S. genannten Therapieziele werden mit Hilfe der Hierarchie der Therapieziele geordnet und um weitere Ziele, die von der Th. vorgeschlagen werden und zu denen S. ihr Commitment gibt, ergänzt. Suizidgedanken kämen vor, S. kann sich jedoch klar von Handlungsimpulsen distanzieren. Es liegen schwere Selbstverletzungen durch Schneiden mit Rasierklingen vor, die chirurgisch versorgt werden müssten, was nicht immer passiert, weil S. ihr Verhalten verheimlicht. So ist die angemessene Versorgung von Wunden aktuell das am höchsten priorisierte Ziel. Auf der nächsten Stufe steht die Reduktion von selbstverletzendem Verhalten. S. gibt ihr Commitment dazu, in dieser Reihenfolge an den Zielen zu arbeiten. Die Tagebuchkarte wird erläutert, und S. sagt zu, diese täglich auszufüllen.

Die *zweite ET* beginnt wie alle weiteren Sitzungen mit der Tagebuchkarte. Aus der Tagebuchkarte wird ersichtlich, dass S. sich in der letzten Woche dreimal verletzt hat. S. hat die Wunden nicht versorgen lassen. Th. und S. einigen sich darauf, zuerst eine VA zur nicht erfolgten Versorgung zu erstellen. Es stellt sich heraus, dass S. ihre Eltern nicht belasten möchte, dass sie sich schämt und dass ihre Eltern viele Fragen stellen. Allein in die Chirurgie zu fahren ist organisatorisch nicht möglich. Die Th. validiert die Gefühle der Jugendlichen, erklärt jedoch auch, dass sie – so lange S. sich noch verletzt – ambulant nur mit ihr arbeiten kann, wenn sie weiß, dass die Wunden angemessen versorgt werden. Die Th. kann S. davon überzeugen, die Eltern zum nächsten Termin einzuladen, um ein mögliches Vorgehen zu besprechen. S.

kann sich vorstellen, die Eltern einzubeziehen, wenn sie sich verletzt hat, wenn die Eltern sie dann ins Krankenhaus fahren, ohne sich die Wunden anzusehen oder mit ihr darüber zu sprechen. Dies soll im Familiengespräch mit den Eltern als Vorschlag unterbreitet werden. Mit S. wird vereinbart, dass sie ab jetzt zu jedem NSSV selbständig eine VA anfertigt, die sie zum nächsten Einzeltermin mitbringt.

Zum nächsten Termin sind die *Eltern* eingeladen. Nur der Mutter ist es möglich, zu kommen. Diese kann sich auf das Vorgehen bezüglich der Wundversorgung einlassen. Der Termin dient dann der ausführlichen Erhebung von Patienten- und Familienanamnese.

In der *dritten ET* lässt sich der Tagebuchkarte entnehmen, dass S. sich in der letzten Woche zweimal selbst verletzt hat. Die Verletzungen habe S. wie abgesprochen versorgen lassen und auch die Mutter habe sich an die Absprachen gehalten. S. hat jedoch keine VA zum NSSV erstellt. Laut Hierarchie der Therapieziele bedeutet dies, dass das Mitwirken zur Therapie verbessert werden muss. Dies wird mit der Patientin besprochen. Mündlich wird eine kurze VA dazu erarbeitet, warum S. keine VA zum NSSV geschrieben hat. S. beschreibt, dass sie große Sorge davor habe, dass es ihr durch das Schreiben der VA wieder schlechter gehe und die Anspannung steige. Die Th. bleibt dialektisch. Sie validiert die Sorgen der Patientin (Akzeptanz). Dann formuliert sie, welche Bedeutung die VA für das Vorankommen in der Therapie hat und erarbeitet mit S. Skills, die ihr helfen, die VA zu erstellen (Veränderung). S. gibt ihr Commitment, ab jetzt selbstständig ihre VA zu schreiben. In dieser Stunde erstellen S. und Th. eine VA zu der schwereren von den beiden Verletzungen. Es zeigt sich, dass das NSSV mit mehreren »kleineren« zwischenmenschlichen Situationen zusammen hing, die bei der Patientin schnell Schuld- und Schamgefühle und nachfolgend Einsamkeit und Selbsthass ausgelöst haben. Th. und S. erarbeiten für kommende Situationen Stresstoleranzskills. Die Th. erläutert an dieser Stelle schon, dass die Stresstoleranzskills von Emotionsregulationsskills gefolgt oder auch ersetzt werden müssen, die S. helfen, mit Scham u. Schuldgefühlen umzugehen. Durch die Informationen aus der VA ist auch deutlich geworden, dass in Stadium II der Therapie eine bessere Selbstakzeptanz und der Umgang mit Einsamkeit erarbeitet werden sollte.

In der *vierten ET* zeigt die Tagebuchkarte, dass es seit dem letzten Gespräch ein NSSV gab. S. hat diesmal eine VA dazu angefertigt. Da die Th. mit ihr auch das bio-soziale Modell besprechen möchte, teilt sie die Stunde auf. In der ersten halben Stunde bespricht sie die VA mit entsprechenden Lösungsstrategien. In den verbleibenden 20 Minuten beginnt sie, das bio-soziale Modell zu erklären. Dabei beschränkt sie sich in dieser Stunde auf den Bereich der emotionalen Verletzlichkeit.

Vor der *fünften ET* gab es kein NSSV. Die Th. fragt nach, welche Skills die Patientin eingesetzt hat und verstärkt dieses Verhalten. Dann erläutert sie die invalidierenden Umweltbedingungen aus dem bio-sozialen Modell. Hier kann S. sich etwas öffnen und von invalidierenden Erfahrungen durch die Eltern, den Bruder und Mitschüler berichten. Die Th. bespricht mit S., dass sie das bio-soziale Modell im nächsten Familiengespräch den Eltern vorstellen möchte. Sie bespricht mit S., welche Skills sie während des Gespräches einsetzen kann, falls die Anspannung steigt.

Im *zweiten Familiengespräch* sind beide Eltern und S. anwesend. Die Th. erläutert, dass sie das bio-soziale Modell mit den Eltern besprechen möchte, fragt jedoch auch nach Anliegen der Eltern und erstellt eine Agenda für die Stunde. Eine emotionale Vulnerabilität ihrer Tochter können die Eltern mit vielen Beispielen untermauern. Sie erkennen weiterhin, dass die Mutter selbst vulnerabel ist, während der Vater eher ruhig bleibt, was zwischen den Eltern zu gegenseitigem Unverständnis und zu Konflikten führt. Bei den Erläuterungen zum invalidierenden Umfeld berichten die Eltern auf Nachfrage von Invalidierungen, die sie selbst durch ihre Eltern erfahren haben. Am Schluss der Sitzung sagen die Eltern, sie könnten ihre Tochter nun etwas besser verstehen und zeigen sich interessiert, die Familyskills zu lernen.

Da S. sich weiterhin ein- bis zweimal/Woche verletzt, wird in der nächsten *ET* das Commitment zur Reduktion von NSSV überprüft und erneuert. Es kommen verschiedene Commitmentstrategien zum Einsatz. Die Th. erinnert S. daran, dass sie bei Beginn der Therapie die Reduktion von NSSV als Ziel angegeben hatte (Erinnern an frühere Zustimmung). Dann erstellen sie eine Liste mit kurz- und langfristig gültigen »Pro- und Contra«-Argumenten für die Weiterführung von NSSV. Bei der Besprechung der Argumente begibt die Th. sich eher auf die »Akzeptanzseite«, betont also die Aspekte, die für das NSSV sprechen. Dies ermöglicht der Patientin auf die »Veränderungsseite« zu gehen und auszusprechen, dass die langfristigen Konsequenzen für sie sehr nachteilhaft seien und sie ihr Verhalten ändern möchte. Die Th. sagt, dass sie glaubt, dass S. dies schafft (Cheerleading), dass es jedoch S. Entscheidung sei (Betonen der freien Wahlmöglichkeit). Sie sagt S. auch, dass es natürlich auch möglich sei, jede Stunde VA zu besprechen, und damit beiden erspart bliebe, sich mit schwierigen Themen wie Einsamkeit und Selbstakzeptanz auseinanderzusetzen (Advocatus Diaboli). Die Th. erläutert, dass die Auseinandersetzung mit diesen Themen S. evtl. Angst mache und schmerzhaft sei (Validierung). Nach diesem Gespräch ist eine Veränderung zu spüren. Die Abstände zwischen NSSV werden größer. In diese Phase vermittelt die Th. v. a. Emotionsregulationsskills. S. schreibt Gefühlsprotokolle, die ihr helfen, zu entscheiden, ob sie dem Gefühl entsprechend oder entgegengesetzt handelt. Es werden dysfunktionale Grundannahmen, deren Funktion und Entstehungsbedingungen herausgearbeitet. Die Grundannahmen werden disputiert und S. wird zu einem Perspektivwechsel motiviert (Wie würden andere Menschen über sie denken? Wie würde sie über andere Menschen in einer ähnlichen Situation denken?). In dieser Phase kann S. das NSSV vollständig einstellen.

In den *Familiengesprächen* wird schnell sichtbar, dass es in der Familie viele Konflikte gibt. Die Eltern sind bereit Familyskills zu lernen, um die Konflikte zu reduzieren. Der Bruder ist nicht bereit, teilzunehmen. Einige Konfliktthemen zwischen den Eltern werden in Abwesenheit der Tochter bearbeitet. Es zeigt sich, dass die Eltern schnell die Kontrolle verlieren und die

Konflikte dann eskalieren. Mit den Eltern werden gemeinsame Kettenanalysen zu einigen der Konflikte erstellt. Beide Eltern bewerten schnell das Verhalten des anderen ohne zu wissen, was wirklich in ihm vorgeht. In den gemeinsamen Kettenanalysen gelingt es, ihnen zu verdeutlichen, dass keiner dem anderen schaden will, dass beide mit ihren eigenen Verletzbarkeiten zu kämpfen haben und sich vom anderen zu wenig gesehen und verstanden fühlen. Dies ist der Ausgangspunkt für die nächsten Gespräche, an denen dann auch S. wieder teilnimmt. In diesen Gesprächen werden verschiedene Familyskills vermittelt.

In den *Einzeltherapiegesprächen* berichtet S., dass die Eltern sich sehr bemühen, weniger zu streiten, dass es oft aber noch nicht klappt und sie dann durch ihre Eltern einbezogen wird. Die Th. bespricht mit S., wie sie sich besser abgrenzen und durchsetzen kann (zwischenmenschliche Fertigkeiten). In dieser Phase gelingt es S., sich weiter von den Eltern abzugrenzen und vermehrt eigene Kontakte aufzubauen. Die zwischenmenschlichen Fertigkeiten helfen ihr auch, sich besser gegen ihren Bruder zur Wehr zu setzen – auch wenn dies manchmal zu massiven Konflikten führt.

In den folgenden *Familiengesprächen* erarbeiten wir weitere Familyskills. Den Eltern gelingt es immer besser, ihre Tochter zu validieren. Untereinander gibt es jedoch weiterhin massive Konflikte, so dass die Eltern zu Ende der Therapie den Auftrag erhalten, sich für die Klärung der eigenen Themen in eine Paarberatung zu begeben.

Die *ET* findet in immer größeren Abständen statt. S. verletzt sich nicht mehr selbst und hat sich einen guten Freundeskreis aufgebaut. Sie hatte vorübergehend einen Freund, hat sich jedoch bald wieder getrennt. Sie berichtet, dass sie zwar traurig sei, jedoch sehe, dass der Freund ihr nicht gut täte. Sie hätte zwar kurz an Selbstverletzung gedacht, hätte sich aber entschieden, dass sie sich wegen »sowas« nicht verletzen wolle.

Zum *Ende der Therapie* wird ein Notfallplan erarbeitet. Welche Situationen könnten schwierig werden, welche Skills aus den verschiedenen Bereichen kann S. dann einsetzen und bei wem kann sie sich Unterstützung suchen. Sowohl S. als auch die Th. ziehen ein Resümee zur Therapie. Sie erstellen gemeinsam eine Liste von allen hilfreichen Skills, die S. gelernt hat, einzusetzen. Diese Liste und alle gegenständlichen Skills werden in eine Skillsbox getan. Im *Abschlussgespräch mit den Eltern* ziehen auch diese Resumee und hören von der Tochter, was sich für sie durch die Therapie verändert hat. S. erklärt ihren Eltern, welche Skills sie hauptsächlich einsetzt und wann sie Unterstützung von den Eltern wünscht. S. informiert ihre Eltern über ihren Notfallplan.

Während der gesamten Therapie hat S. regelmäßig und aktiv an der *Skillsgruppe* teilgenommen. Anfangs war sie sehr schüchtern und unsicher. Die Zusammenkunft mit anderen Patienten, die ähnliche Schwierigkeiten hatten, hat sie auf Dauer jedoch gestärkt, wie sie selbst sagen kann. Sie hat in der Gruppe gemerkt, dass sie »gar nicht so anders« ist und dass die anderen sie akzeptieren und mögen. An den Terminen, zu denen die Eltern eingeladen waren, hat die Mutter teilgenommen. Sie äußert, dass die Termine für sie informativ gewesen seien und sie ihre Tochter in der Gruppe als sehr verantwortlich erlebt habe, was sie stolz gemacht habe.

2. Fallbeispiel, kurze Darstellung

Der 16-jährige M. kam nach einer stationären Behandlung nach akuter Suizidalität zur ambulanten Behandlung nach DBT-A. Vor dem stationären Aufenthalt hatte er sich 2x/Wo selbst verletzt und war zum Schluss gar nicht mehr zur Schule gegangen. Er zeigte eine depressive Symptomatik mit selbstverletzendem Verhalten. Zu Beginn der ambulanten Therapie hatte er sich seit der stationären Behandlung nur einmal verletzt, Suizidalität war latent vorhanden, seit der Entlassung aus der Klinik ging er wieder zur Schule, es kam jedoch ungefähr einmal/Woche zu einem Fehltermin. In der Familie bestanden starke Spannungen zwischen den Eltern. M. fühlte sich dadurch sehr belastet, versuchte, sowohl Kindsmutter als auch Kindsvater zu unterstützen und seinen Bruder zu schützen. In Anlehnung an die Hierarchie der Therapieziele einigten wir uns auf folgendes Vorgehen:

1. VA zur akuten Suizidalität vor dem Klinikaufenthalt, Erarbeitung von Lösungsstrategien
2. VA zur Schulvermeidung, Erarbeitung von Lösungsstrategien
3. Verbesserung der Stimmung und des Antriebs

Da NSSV länger nicht vorgekommen war, vereinbaren wir, dass M. eine VA erstellt, falls NSSV auftritt. Den Drang zum NSSV und ob die Handlung durchgeführt wurde oder nicht, notierte er auf der Tagebuchkarte.

Aus der VA zur akuten Suizidalität wurde ersichtlich, dass M. in einen Teufelskreis geraten war. Er war verzweifelt darüber gewesen, dass er nicht mehr zur Schule ging, schämte sich jedoch so sehr, dass er es auch nicht wagte, wieder zu gehen. Aufgrund der familiären Spannungen hatte er sich nicht getraut, mit den Eltern darüber zu sprechen. So hatte er sich zunehmend einsam gefühlt, sich immer weiter zurückgezogen und vermehrt darüber nachgedacht, wie er diesen Zustand beenden könnte.

Für die ambulante Behandlung hatte M. den Non-Suizid-Vertrag unterschrieben, und die Th. erarbeitete mit ihm einen Notfallplan für akute Suizidaliät. Im nächsten Schritt arbeiteten sie am regelmäßigen Schulbesuch, ein Therapieziel, welches für sich genommen stand, jedoch in diesem Fall auch zur Prävention von Suizidalität von Bedeutung war. Aus der VA wurde ersichtlich, dass M. sich durch die familiären Spannungen so stark belastet fühlte, dass er sich in der Schule schlecht konzentrieren konnte und dies ihm so unangenehm war, dass er immer stärker vermieden hatte, zur Schule zu gehen. Depressive Stimmung und Antriebslosigkeit trugen zusätzlich zur Schulvermeidung bei. M. ließ sich von seinem Kinder- und Jugendpsychiater auf ein Antidepressivum einstellen. In der ET erstellte er eine Pro/Contra-Liste zum Schulbesuch, die er sich ans Bett legte, um sich beim Aufwachen daran zu erinnern, welche langfristigen Konsequenzen es hätte, nicht zur Schule zu gehen. Zusätzlich wurden Skills zur Emotionsregulation und Selbstinstruktionen erarbeitet. M. gab sein Commitment dazu, dass die Th. mit seinen Eltern an der Reduktion von familiären Spannungen arbeiten durfte. Hierzu erfolgten einige Termine nur mit den Eltern, in denen die Spannung innerhalb des Ehepaares aber auch zwischen ihnen und den Söhnen angesprochen wurden. Die Eltern gaben ihr Commitment, alle zwei Wochen zu einem Familiengespräch zu kommen, in dem an Familyskills gearbeitet wurde. In einem Gespräch nur mit den Eltern wurde eine Kettenanalyse zu einem Konflikt des Ehepaares erstellt, um das gegenseitige Verständnis für einander zu erhöhen. Danach lag der Schwerpunkt der Familiengespräche, an denen dann auch M. teilnahm, auf der Arbeit an »Achtsamkeit in der Beziehung«.

M. beschrieb, dass die Atmosphäre Zuhause besser würde. Nach einer stabilen Phase von drei Monaten, in der M. regelmäßig zur Schule ging, gab es einen Einbruch mit erneuter Schulvermeidung, die M. zuerst geheim gehalten hatte, bis die Schule die KM informierte. M. erstellte zur Schulvermeidung eine VA und eröffnete in diesem Zusammenhang auch, dass es einmalig zu NSSV gekommen war. In der VA wurde ersichtlich, dass es wieder vermehrt Spannungen zwischen den Eltern gab, weil diese unter einer enormer Arbeitsbelastung standen. Das NSSV stand auch diesmal im Zusammenhang mit der Schulvermeidung. Die Th. frischte mit M. die Skills, die ihm beim Schulbesuch halfen, auf und sie arbeiteten an einer besseren Abgrenzung des Patienten von den Konflikten der Eltern. M. benötigte kurzfristig wirksame Stresstoleranzskills, um in akuten Konfliktsituationen mit seiner inneren Anspannung umzugehen. Er benötigte langfristige Stresstoleranzskills, insbesondere radikale Akzeptanz in Hinblick darauf, dass er die Konflikte zwischen den Eltern nicht verhindern konnte. Die Th. arbeitete mit ihm an Emotionsregulationsskills, hier insbesondere der Umgang mit Schuldgefühlen und Trauer. Anhand von Selbstvalidierung und Veränderung von Grundannahmen sollte M. sich weniger verantwortlich für die Konflikte seiner Eltern fühlen und sich das Recht nehmen, die Situation zu verlassen und positive Aktivitäten auszuführen. Dieser Prozess gelang, führte jedoch zu zunehmenden Konflikten zwischen M. und seinen Eltern. Die Eltern zogen sich vermehrt aus der Therapie zurück, weil »diese nichts bringe«. M. jedoch ging regelmäßig zur Schule, verletzte sich nicht mehr selbst, nabelte sich zunehmend von den Eltern ab, ging regelmäßig zum Fußballtraining, traf sich mit Freunden und fand eine Freundin.

Literatur

Bohus M, Reicherzer M (2012) Ratgeber Borderline-Störungen. Informationen für Angehörige und Betroffene. Göttingen: Hogrefe.

Bohus M, Wolf-Arehult M (2012) Interaktives Skills Training für Borderline-Patienten (2. Aufl.). Stuttgart: Schattauer.

Dimeff L, Koerner K (Ed.) (2007) Dialectical Behavior Therapy in Clinical Practice. New York: Guilford Press.

Fleischhaker C, Böhme R, Sixt B, Brück C, Schneider C, Schulz E (2011) Dialectical Behavioral Therapy for Adolescents (DBT-A): A clinical Trial for Patients with suicidal and self-injurious Behavior and Bordeline Symptoms with a one-year Follow-up. Child and Adolescent Psychiatry and Mental Health 5(1): 3.

Fleischhaker C, Böhme R, Sixt B, Schulz E (2006) Dialektisch-Behaviorale Therapie für Adoleszente (DBT-A): Eine Pilotstudie zur Therapie von Suizidalität, Parasuizidalität und selbstverletzenden Verhaltensweisen bei Patientinnen mit Symptomen einer Borderlinestörung. Zeitschrift für Kinder- und Jugendpsychiatrie und Psychotherapie 34 (1): 15-27.

Fleischhaker C, Sixt B, Schulz E (2010) DBT-A. Dialektisch-behaviorale Therapie für Jugendliche. Berlin Heidelberg: Springer.

Fruzzetti AE, Shenk C, Hoffman PD (2005) Family interaction and the development of borderline personality disorder: A transactional model. Development and Psychopahology 17(4): 1007-1030.

Fruzzetti AE (2006) The high conflict couple. A Dialectical Behavior Therapy Guide to Finding Peace, Intimacy & Validation. Oakland: New Harbinger Publications.

Fydrich T, Renneberg B, Schmitz B, Wittchen HU (1997) SKID-II. Strukturiertes klinisches Interview für DSM-IV. Achse II: Persönlichkeitsstörungen. Göttingen: Hogrefe.

Groves S, Backer HS, van den Bosch W (2012) Dialectical behavior therapy with adolescents. Child and adolescent mental health 17: 65-75.

Kaess M, Ceumern-Lindstjerna IA, Parzer P, Chanen A, Mundt C, Resch F, Brunner R (2013) Axis I and II Comorbidity and Psychosocial Functioning in Female Adolescents with Boderline Personality Disorder. Psychopathology 46: 55-62.

Katz LY, Cox BJ, Gunasekara S, Miller AL (2004) Feasibility of Dialectical Behavior Therapy for Suicidal Adolescent Inpatients. Journal of the American Acadamy of Child and Adolescent Psychiatry 43(3): 276-282.

Linehan MM (1996a) Dialektisch-Behaviorale Therapie der Borderline-Persönlichkeitsstörung. München: CIP-Medien.

Linehan MM (1996b) Dialektisch-Behaviorale Therapie der Borderline- Persönlichkeitsstörung. Trainingsmanual. München: CIP-Medien.

Laukkanen E, Rissanen ML, Honkalami K, Kylmä J, Tolmunen T, Hintikka J (2009) The prevalence of self-cutting and other self-harm among 13- to 18-year-old Finnish adolescents. Social Psychiatry and Psychiatric Epidemiology 44: 23-28.

Mehlum L (2012) The Oslo study on DBT-A. Presentation at the 12th DBT Networkmeeting, Cologne.

Miller AL, Rathus J, Linehan MM (2007) Dialectical behavior therapy with suicidal adolescents. New York: Guilford Press.

Neacsiu A, Bohus M, Linehan, MM (in press) Dialectical Behavior Therapy Skills: An Intervention for Emotion Dysregulation. In Gross J (Ed.) Handbook of emotion regulation (2nd ed.). New York: Guilford Press.

Nock MK, Joiner TE, Gordon KH, Lloyd-Richardson E, Rinstein M (2006) Non-suicidal self-injury among adolescents: Diagnostic correlates and relation to suicide attempts. Psychiatry Research 144: 65-72.

Rathus JH, Miller AL (2002) Dialectical behavior therapy adapted for suicidal adolescents. Suicide and Life-Threatening Behavior 32: 146-157.

Salbach H, Klinkowski N, Pfeiffer E, Lehmkuhl U, Korte A (2007) Dialektisch-Behaviorale Therapie für jugendliche Patientinnen mit Anorexia und Bulimia nervosa (DBT-

AN/BN) – eine Pilotstudie. Praxis der Kinderpsychologie und Kinderpsychiatrie 56: 91-108.

Salbach-Andrae H, Bohnekamp I, Bierbaum T, Schneider N, Thurn C, Stiglmayr C, Lenz K, Pfeiffer E, Lehmkuhl U (2009) Dialektisch Behaviorale Therapie (DBT) und Kognitiv Behaviorale Therapie (CBT) für Jugendliche mit Anorexia und Bulimia nervosa im Vergleich. Kindheit und Entwicklung 18: 180-190.

Sinclair JMA, Gray A, Rivero-Arias O, Saunders KEA, Hawton K (2011) Healthcare and social services resource use and costs of self-harm patients. Social Psychiatry and Psychiatric Epidemiology 46: 263-271.

Stoffers JM, Völlm BA, Rücker G, Timmer A, Huband N, Lieb K (2012) Psychological therapies for people with borderline personality disorder.[Online]. Cochrane Database of Systematic Reviews (8). doi: 10.1002/14651858. CD005652.pub2.

von Auer AK, Kleindienst N, Ludewig S, Soyka O, Bohus M (zur Veröffentlichung eingereicht) Dialektisch Behaviorale Therapie für Adoleszente (DBT-A) mit einer Borderline-Symptomatik unter stationären Bedingungen.

6 Behandlung von Jugendlichen mit Identitätsstörungen (AIT) – ein integratives Therapiekonzept für Persönlichkeitsstörungen

Susanne Schlüter-Müller, Klaus Schmeck

Paulina Kernberg war schon früh an der Frage interessiert, ob es auch schon bei Kindern und Jugendlichen Persönlichkeitspathologien gibt. So hielt sie z. B. im Mai 1985 einen Vortrag am Sigmund Freud Institut in Frankfurt mit dem Titel »Die narzisstische Störung in der Kindheit«, in dem sie ihre Überzeugung durch den Satz »Keiner wird bezweifeln, dass auch schon Kinder eine Persönlichkeit haben – warum also sollte diese dann nicht auch gestört sein können?« unterstrich. Durch ihr Interesse an diesem Thema entwickelte sie zusammen mit Kollegen an der Cornell Universität New York im Jahr 2000 ein Modell, um Identitätspathologien bei Kindern und Jugendlichen besser erfassen zu können. Dazu gehörte z. B. das Personality Assessment Interview (PAI) (Selzer et al. 1987; Kernberg et al. 2000), ein klinisches Interview auf der Grundlage der Objektbeziehungstheorie, in dem der Interviewer immer wieder Anlässe schafft, die es ihm ermöglichen, Formen der Selbst- und Objektrepräsentanz, Affekte, Kognitionen, Ich-Beobachtungen und Empathie zu erfassen und damit einen guten Einblick in die Ausprägung einer jeden Variable zu bekommen. Paulina Kernbergs Anliegen war es, zwischen Jugendlichen mit einer Identitätskrise und denen mit einer Identitätsdiffusion unterscheiden zu können.

Identitätskrisen und Identitätsdiffusion

Identitätskrisen sind normaler Bestandteil der adoleszenten Entwicklung und münden meist in eine normale, konsolidierte Identität mit flexiblem und adaptivem Funktionsniveau, wohingegen eine Identitätsdiffusion als Grundlage für nachfolgende Persönlichkeitspathologien, einschließlich Borderline-Persönlichkeitsstörungen, angesehen wird, die zu einem breiten Spektrum von maladaptivem und dysfunktionalem Verhalten führt. Identitätskrisen entstehen durch die Diskrepanz zwischen schnellen körperlichen und psychischen Veränderungen einerseits und andererseits der dadurch immer weiter auseinanderklaffenden Wahrnehmung von sich selbst und der Wahrnehmung der anderen von einem selbst (Kernberg 1978). Man kann sich dies als Konfliktpotenzial zwischen interner Welt und externer Realität vorstellen. Identitätskrisen können sich auf einem Kontinuum von sehr schwach bis schwerwiegend bewegen. Die schwachen Ausprägungen zeigen sich im täglichen Kontext, gerade noch wahrnehmbar, als Teil der adoleszenten Entwicklung, in der der Adoleszente Entscheidungen treffen muss, die zur Selbstdefinition beitragen. Ein einfaches Beispiel ist der erste Schultag nach langen Ferien oder einem Schulwechsel, an dem sehr ausgiebig überlegt wird, welche Kleidung gewählt wird, wie die Haare getragen werden, viele Gedanken darauf verwendet werden, was die anderen über einen denken könnten, ob man schnell Freunde findet, wo und vor allen Dingen neben wem man sitzen will usw. Normale Adoleszente stellen sich diesen Entscheidungen mit einer Mischung aus Begeisterung und Angst.

Eine Identitätsdiffusion, ein theoretisches Konstrukt, das die Identitätsstörung, die bei Borderline Persönlichkeitsstörungen beschrieben wird, unterstreicht (Clarkin et al. 2006), weist verschiedene Charakteristika auf:

- eine mangelnde Integration des Konzepts von sich selbst und bedeutsamen anderen, die sich in der Unfähigkeit zeigt, sich selbst oder andere zu beschreiben, wodurch sich der Untersucher kein Bild davon machen kann, wie der Patient sich selbst oder bedeutsame andere Menschen seines Lebens sieht (Kernberg et al. 2000)
- Defizite in den Autonomie-Funktionen (fehlende Separation/Individuation)
- Verlust der Zukunftsperspektive
- mangelnde Fähigkeit der Selbstdefinition
- nicht integriertes Über-Ich
- Schwierigkeiten, sich für einen Beruf oder die Arbeit, in intimen Beziehungen, bei Werten oder Zielen insgesamt zu engagieren
- Überidentifikation mit Gruppen oder Rollen
- schmerzhaftes Gefühl der Inkohärenz.

Adolescent Identity Treatment (AIT)

Im Jahr 2005 begann eine klinische Forschungsgruppe, die von Paulina Kernberg und Pamela Foelsch geleitet wurde, ein Behandlungskonzept zu entwickeln, das unter Berücksichtigung der Entwicklungsaufgaben Adoleszenten hilft, die Integration von Identität zu erleichtern, was nun von uns zum AIT (Adolescent Identity Treatment) (Foelsch et al. 2013) weiterentwickelt wurde.

AIT ist ein Therapieverfahren, das sich von TFP (Transference Focused Psychotherapy) ableitet und besonders den Aspekt der Identitätsstörung im Fokus hat. Zentraler Unterschied zum TFP ist die in der Behandlung von Jugendlichen im Gegensatz von Erwachsenen besonders bedeutsame Einbeziehung der Eltern, Schule, peer-groups etc. Im Gegensatz zu klassischen psychoanalytischen Behandlungen weist das psychodynamische Verfahren AIT Besonderheiten auf wie Therapievereinbarungen, Bedeutung der Affekte im »Hier und Jetzt«, die bevorzugte Anwendung der Technik der Klärung (und weniger der Deutung) und die Kombination mit behavioralen, psychoedukativen und pädagogischen Elementen sowie eine intensive Elternarbeit.

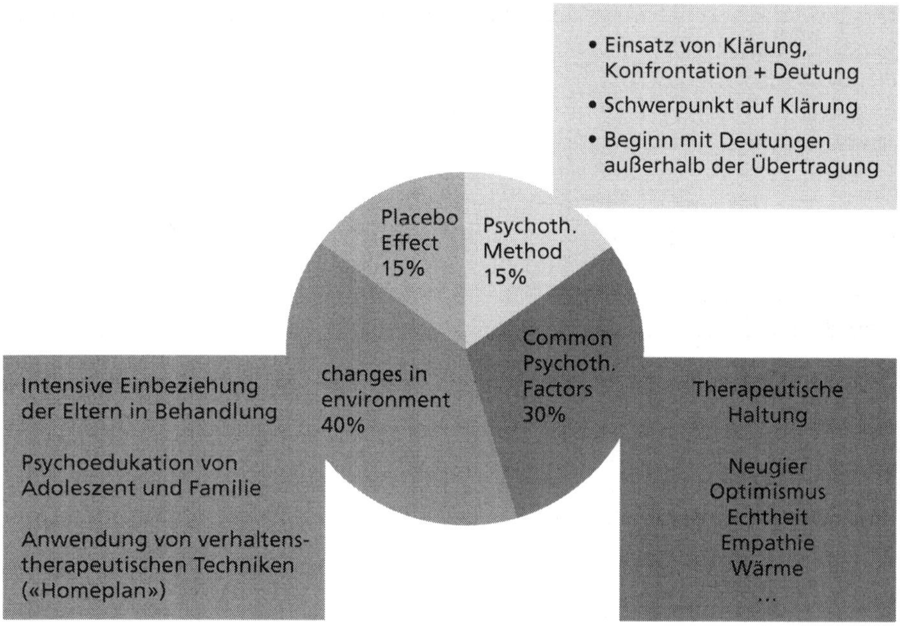

Abb. 6.1: AIT Strategien (in Beziehung zu den von Lambert (1992) beschriebenen Wirkfaktoren)

AIT bezieht folgende Elemente ein:

- Modifizierte Elemente der Übertragungs-fokussierten Psychotherapie (TFP) von Clarkin et al. (1999)
- Behandlungsvertrag
- Psychoedukation von Patienten und Familienangehörigen
- Verhaltenstherapeutisch orientierter »Homeplan"
- Intensive Einbeziehung der Familien, um dadurch den therapeutischen Prozess des Jugendlichen zu unterstützen

Zugrundeliegende Objektbeziehungstheorie

Die zugrundeliegende Theorie bei AIT ist, wie bei TFP, die Objektbeziehungstheorie mit ihrer wesentlichen Annahme, dass die frühen Erfahrungen mit Bezugspersonen zur Entwicklung von internalisierten mentalen Repräsentationen des Selbst und mentalen Repräsentation von anderen führt, besonders wenn sie mit intensiven Affekten verbunden sind (Fonagy et al. 2002; Kernberg, 1984). Unter den Einflüssen von Spitzenaffekten (egal ob sie extrem positiv, also erfreulich oder extrem negativ, also schmerzhaft sind) finden spezifische Internalisierungen statt, die eingebettet sind in die dyadische Eigenschaft oder Beschaffenheit der Interaktionen zwischen Baby und Bezugsperson (alternative

Modelle wie z. B. Bowlbys »Working Models of Attachment« oder Schores »Dyadic Regulation« beschreiben dieses klinische Phänomen ebenfalls). Dies führt zur Entwicklung spezifischer affektiver Erinnerungsstrukturen mit mächtigen motivationalen Implikationen. Diese Strukturen entstehen durch die Repräsentationen des Selbst in Interaktion mit der Repräsentation von bedeutsamen anderen, unter der Dominanz eines Spitzenaffektes.

In seinem Modell geht Otto Kernberg (Clarkin et al. 1999; 2006) davon aus, dass diese positiven und negativen affektiven Erinnerungen in der frühen Internalisierung dieser intensiven Beziehungserfahrung getrennt voneinander aufgebaut werden. Später werden diese dann aktiv abgespalten oder dissoziiert in dem Bemühen, ein Ideal an Erfahrungen zwischen dem Selbst und anderen zu erhalten und der ängstigenden Erfahrung negativer Affektzustände zu entkommen. Negative Affektzustände neigen dazu, nach außen projiziert zu werden und sich zur Angst vor »schlechten« externalisierten Objekten zu entwickeln, während sich positive Affektzustände zur Erinnerung einer Beziehung mit dem idealen Objekt konstituieren. Es wird postuliert, dass diese frühe Spaltung dazu dient, die idealisierte Erfahrung vor der Kontamination der schlechten Erfahrungen solange zu schützen, bis eine höhere Toleranz für schmerzhaftes Erleben und eine realistischere Bewertung externer Realität entsteht.

Behandlung mit AIT

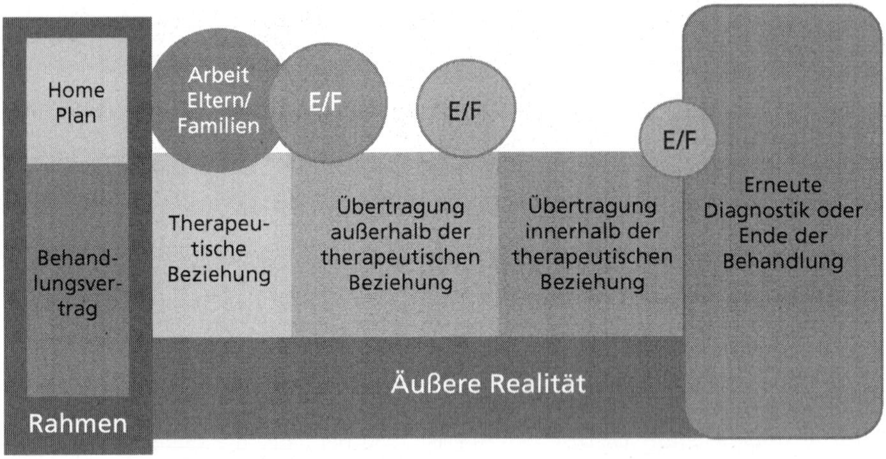

Abb. 6.2: AIT Behandlungsstruktur

Die Grundlage der Behandlung mit AIT ist es, Blockaden in der Identitätsentwicklung zu lösen. In der Behandlung unterstützt der Therapeut den Jugendlichen dabei, Erfahrungsaspekte von sich selbst und anderen wahrzunehmen, ihre Fähigkeit zu erhöhen, zwischen sich selbst und anderen zu differenzieren sowie positive und negative affektive Repräsentationen zu integrieren. Durch die Exploration ihres Erlebens im Umfeld und (meistens später) auch innerhalb der Sitzungen hilft man den Jugendlichen dabei, im Kontext der äußeren Realität Gefühle und Denkweisen von sich selbst und anderen richtig zu erkennen, zu tolerieren und zu äußern und eine Perspektiven-Übernahme vorzunehmen.

Strategien der Behandlung: Taktiken und Techniken

Erkennung der dominanten Objektbeziehung/Objektbeziehungsdyade

Im AIT gibt es einige Kernstrategien, sogenannte *Taktiken* und *Techniken*, die bei Interventionen leitend sind, um die für die Therapie gesetzten Behandlungsziele optimal zu erreichen und die in modifizierter Form von TFP übernommen wurden (Clarkin et al. 1999; 2006). Zu Beginn der Behandlung wird die *dominante Objektbeziehung* definiert, die anfangs hauptsächlich in der Übertragung außerhalb der therapeutischen Beziehung und später auch in der direkten Übertragung innerhalb der therapeutischen Beziehung zu sehen ist. Die Definition der *dominanten Objektbeziehung* ist ein Prozess in vier Schritten:

Im ersten Schritt muss der Therapeut die Verwirrung, die Patienten mit Persönlichkeitsstörungen oft im Untersucher auslösen, da sie in der Übertragung aktiviert werden, wahrnehmen und tolerieren.

Im zweiten Schritt muss der Therapeut die vorherrschende Objektbeziehung erkennen und dann in einem dritten Schritt diese Erkenntnis langsam und behutsam mit dem Adoleszenten teilen. Dies ist jedoch in der Arbeit mit Adoleszenten erst nach intensiver Klärung der Affekte und des Verhaltens *im Hier und Jetzt* möglich. Wenn es dem Therapeuten gelingt, passende und altersadäquate Worte für die Beziehung, die zwischen ihm und dem Jugendlichen gerade »aktiviert« oder »deaktiviert« sind, zu finden, hilft dies dem Adoleszenten, diese Sprache für sich zu akzeptieren und diese Erklärungen nicht als intrusiv zu erleben. Die Erklärung dieser *Objektbeziehungsdyaden* kann dann immer wieder dazu verwendet werden, Affekte und Verhaltensweisen, die in der Übertragung auftauchen, zu benennen und es damit dem Jugendlichen zu ermöglichen, sich immer mehr darüber klar zu werden, welche abgespaltenen Teile von sich selbst und anderen er im *Hier und Jetzt* auf den Therapeuten projiziert, was dann allmählich zu einer Integration führt (s.a. Clarkin et al. 1999; 2006). Im vierten Schritt achtet der Therapeut darauf, wie sich die Objektbeziehung im *Hier und Jetzt* zeigt, und kehrt dann zur Klärung zurück, um kognitive Reflektion, Affekttoleranz und Differenzierung zwischen dem Patienten und dem Therapeuten sowie die Integration von mentalen Repräsentationen von sich selbst und anderen zu unterstützen.

Beispiel:

»Mir fällt auf, dass du immer wieder sehr genervt bist, wenn ich nachfrage, wenn ich was nicht verstanden habe [also während des Klärungsprozesses]. Dann verdrehst du die Augen oder stöhnst [benennen von »non-verbals«]. Viel-

leicht denkst du ja, ich hätte dir nicht richtig zugehört [Deutung]. Aber manchmal ist es sehr viel, was du mir erzählst und ich verstehe es nicht gleich [Aufforderung zum Perspektivenwechsel], und anstatt, dass du es mir dann einfach nochmal erklärst, geht bei dir der Film los »Keiner hört mir zu, keiner versteht mich« [benennen der zugrunde liegenden Objekt-Beziehungs-Dyade]. Könnte das so sein, oder liege ich da falsch [Deutung als Hypothese]?«

Erfassen des dominanten Affekts

Eine primäre *Taktik* in der Behandlung ist es, den dominanten Affekt in der Therapiesitzung zu erkennen, um dann zu entscheiden, welche Prioritäten bei Interventionen gewählt werden. Natürlich gibt es Inhalte in Therapiesitzungen, die es erfordern, sofort zu reagieren, wie z. B. bei Suizidalität oder massiver Fremdgefährdung. Bei Jugendlichen ist es besonders wichtig darauf zu achten, was oberflächlich an Gefühlen aktiviert ist (bewusstes Material) und dies mit dem Jugendlichen im Hier und Jetzt zu klären, bevor in die Tiefe (unbewusstes Material) gegangen wird. Das oberflächliche Material kann oft als Widerstand gegen innere Themen gesehen werden. Z. B. kann eine vehemente und ärgerliche Zurückweisung jeglicher therapeutischen Hilfe eine Abwehr gegen das Gefühl von Bedürftigkeit und Abhängigkeit sein.

Klärung, Konfrontation, Deutung

Die Anwendung von *Techniken* wird von den meisten Therapeuten als das Herz einer Behandlung angesehen, so auch bei AIT. Vom Ausmaß der Identitätsdiffusion des Patienten hängt es ab, welche *Techniken* eingesetzt werden, um positive und negative mentale Repräsentationen (und die dazu gehörenden Erfahrungen) von sich selbst und anderen zu integrieren. Beide Seiten der Repräsentationen sind zwar bewusst erlebbar, dennoch wird beim Erleben der einen Seite im Hier und Jetzt die Existenz der anderen Seite »vergessen«, sie geht dem bewussten Erleben verloren und ist »abgeschaltet«. Dieses widersprüchliche Erleben lässt sich im Verhalten, den Affekten und Kognitionen der Patienten beobachten. Deshalb sollen die *Techniken* der Klärung (Erfahrungen ins Bewusstsein bringen), Konfrontation (das widersprüchliche Wesen der Erfahrungen ins Bewusstsein rufen) und Deutung (eine erklärende Verbindung schaffen zwischen unverbundenen Empfindungen) die Fähigkeit zur Mentalisierung fördern und damit eine Integration der gespaltenen Repräsentationen von sich selbst und anderen ermöglichen. Dies ist besonders wirksam, wenn diese *Techniken* im emotional aufgeladenen Erleben im Hier und Jetzt eingesetzt werden, wenn die abgespaltenen Dyaden in der Beziehung zum Therapeuten aktiviert sind. Um die aktivierte Objektbeziehungsdyade im Hier und Jetzt zu erkennen, werden drei grundsätzliche Informationsquellen in der Interaktion zwischen Therapeut und Adoleszentem genutzt: die *verbalen* und *nonverbalen* Informationen und die *Gegenübertragungsreaktionen* des Therapeuten. Das Verbale ist das, was vom Adoleszenten direkt geäußert wird, das Material ist bewusst und ansprechbar, obwohl es oft vorkommt, dass Adoleszente angeblich vergessen oder leugnen (infolge des Abwehrprozesses, der aktiviert wird, um die Spaltung aufrecht zu erhalten) etwas gesagt zu haben. Nonverbale Kommunikation beinhaltet die Körpersprache, die affektive Tonlage und weiteres beobachtbares Verhalten (z. B. Kleidung, Hygiene usw.). Schlussendlich ist die Aktivierung der Gegenübertragung beim Therapeuten eine Antwort auf weitere Quellen, die der Interaktion mit dem Patienten zugrunde liegen. Diese Gegenübertragungen sind es, die häufig zu Interventionen führen.

Der Prozess der Klärung bei Adoleszenten

Klärung ist die vorherrschende bei Adoleszenten angewendete Technik, da sie es dem Jugendlichen ermöglicht, internalisierte und unbewusste Bedeutungen seiner Handlungen zu verstehen, und die Selbstreflektion fördert. Als Klärung wird die Aufforderung des Therapeuten an den Patienten verstanden, Dinge, die unklar, vage, bruchstückhaft oder widersprüchlich sind, zu erklären. Dies ist in Therapien mit Adoleszenten von besonderer Bedeutung, um ihnen ihre eigene Erfahrungswelt klarer zu machen (im Gegensatz zu Erklärungen, wie sie z. B. von Lehrern kommen). Klärungen können auf die äußere Realität, auf die Vergangenheit des Adoleszenten, auf die Übertragung, auf die gegenwärtigen Abwehrmechanismen oder Kombinationen von all diesem fokussieren (»Was meinst du mit…«, »Was heißt das, dass…«, »Ich habe das noch nicht richtig verstanden, könntest du es mir nochmal genauer erklären…« etc.). In AIT wird der erste Fokus auf die besondere Bedeutung der äußeren Realität und der sich dort abspielenden zwischenmenschlichen Beziehungen gelegt (Übertragungsbeziehungen außerhalb der therapeutischen Beziehung). Die Klärung von Affekten soll dem Adoleszenten Möglichkeiten eröffnen, diese auch in Zeiten affektiver Erlebnisse wahrzunehmen, diese zu erkennen und zu benennen und die Ursache dieser Affekte zu differenzieren (kommt das Gefühl von einem selbst, ist also innerlich, oder durch andere, ist also äußerlich). Klärung fokussiert bei Adoleszenten typischerweise auf einen Rollenwechsel, erst in der Übertragung außerhalb der therapeutischen Beziehung, aber unter Berücksichtigung, was dies auch für die Übertragung innerhalb der therapeutischen Beziehung bedeuten könnte. Bei Jugendliche kann das am besten spielerisch erfasst werden, indem sie aufgefordert werden, sich selbst in die Position des andern zu begeben und sich vorzustellen, wie dieser fühlen, denken oder sich verhalten könnte. Dies kann z. B. geschehen, indem der Therapeut den Jugendlichen fragt, was passiert, wenn er innerhalb seiner Gleichaltrigen-Gruppe in ähnlicher Weise agieren würde wie jetzt hier in der Therapiesitzung (genervt, schreiend, provozierend etc.). Der Therapeut kann dann klären, wie die Peers darauf reagieren und weiter explorieren, ob die Gleichaltrigen die Art des Adoleszenten als unfreundlich und abwertend erleben. Es kann ferner geklärt werden, ob der Jugendliche seine Äußerungen selbst als herablassend erlebt. Auf diese Weise werden die Muster der Interaktion ins Bewusstsein des Jugendlichen gebracht, indem die Übertragung außerhalb der Beziehung zu Hilfe genommen wird.

Dies kann auch auf die Übertragung innerhalb der Therapie ausgedehnt werden, indem man den Jugendlichen auffordert, sich vorzustellen, was der Therapeut in dieser Situation wohl tun würde. Das verbessert die reflexiven Fähigkeiten direkt, da die Patienten aufgefordert werden, ihre innere Vorstellung des Verhaltens von sich selbst und den andern zu reflektieren (Mentalisierung). Dies verbessert die Fähigkeit des Perspektivenwechsels, der eine weitere wichtige Komponente der Identitätsentwicklung ist. Klärung ermöglicht es dem Adoleszenten, ein Bewusstsein und eine Sprache für Erlebtes zu entwickeln, da er Affekte, die mit dem zunehmenden Bewusstsein der unbewussten Bedeutung seiner Verhaltensweisen auftauchen, nun auch erkennen und tolerieren kann, sowohl außerhalb der Therapie mit anderen als auch innerhalb der therapeutischen Beziehung im Hier und Jetzt.

Beispiel Klärungsprozess:
Eine 15-jährige Patientin, die innerhalb von vier Jahren vier Mal die Schule wegen angeblichem »Mobbing« gewechselt hat, berichtet wütend, dass sie nun, kurz nach Schulbeginn in der neuen Klasse, erneut von allen gemieden wird, da sie etwas, was ihr eine Freundin anvertraut hatte, weitererzählt hat.

Patientin: »Ich werde immer ausgeschlossen.«

Therapeutin: »Warum denkst du, ist das so?«

P: »Weil sie gemein sind und mich mobben.«

Th: »Und warum denkst du, mobben sie dich und nicht deine Freundin?«

P: »Weil sie gegen mich ist und schlechte Dinge über mich erzählt«

Th: »Was heißt das, »schlechte Dinge«?

P: »Sie erzählt, ich könne keine Geheimnisse für mich behalten«

Th: »Aber wenn ich es richtig verstehe war es ja auch so, oder nicht?«

P: »Aber sie erzählt ja auch Dinge weiter, sie ist ja viel schlimmer als ich!«

Th:»Du meinst also, wenn du es weitererzählst ist das was anderes, wie wenn die anderen das tun?«

P: »Ja genau, bei mir werden immer strengere Maßstäbe angelegt. Mich können alle nicht leiden.«

Th;« Was heißt das, »strengere Maßstäbe«?«

P. (schon leicht genervt): »Na eben strengere Maßstäbe«

Th: »Aber nun weiß ich immer noch nicht, was du unter »strengere Maßstäbe« verstehst«.

P (aggressiv): »Sind Sie eigentlich zu blöd, zu verstehen, was ich meine? SIE sind doch der Therapeut!«

Th: »Ich weiß aber nicht, was du unter »strengere Maßstäbe« verstehst, und wenn ich das nicht weiß, kann ich dich ja auch nicht richtig verstehen.«

P: »Andere Maßstäbe heißt, dass ich eh machen kann was ich will, und es sowieso immer falsch ist.«

Somit zeigt sich durch den Klärungsprozess die »dominante Objektbeziehungsdyade«: »Ich bin das Opfer, werde immer ungerecht behandelt, obwohl ich überhaupt nichts Schlimmes mache.«

An dieser Wahrnehmung kann nun durch den Prozess der weiteren Klärung, Konfrontation und Deutung gearbeitet werden, um somit die Wahrnehmung der Patientin allmählich zu verändernd (zu »mentalisieren«), um ihr eine verbesserte soziale Adaptation zu ermöglichen.

Konfrontation

Im Konfrontationsprozess werden dem Adoleszenten widersprüchliche Gedanken, Gefühle oder Handlungen bewusst gemacht, um die Integration dieser Widersprüche zu unterstützen, was dazu führt, dass Affekte und Impulse besser toleriert werden, das Urteilsvermögen differenzierter wird und sich somit das zwischenmenschliche Funktionsniveau verbessert. Indem die drei Kommunikationskanäle (verbal, nonverbal und Gegenübertragung) verwendet werden, kann der Jugendliche mit widersprüchlichen Aspekten von Gedanken, Gefühlen und Handlungen konfrontiert werden, indem ihm diese beobachteten Widersprüchlichkeiten aufgezeigt werden (»Du erzählst mir, wie traurig du warst, aber es geht ein seliges Lächeln über dein Gesicht, wie kannst du dir das erklären?«). Diese sich wiederholenden, konflikthaften oder inkonsistenten Verhaltensweisen können dem Jugendlichen mit *Konfrontations-Kreisen* bewusst gemacht werden. Diese Technik beinhaltet Elemente der Klärung und wird zur Konfrontation, indem man die Jugendlichen als erstes auffordert, zu beobachten und dann beginnt, ihr Verhalten, ihre Gedanken oder Gefühle und was sie miteinander zu tun haben zu kommentieren. Damit wird dem Jugendlichen widersprüchliches oder inkonsistentes Verhalten bewusst gemacht und er wird aufgefordert, darüber nachzudenken. Damit wird auch die Voraussetzung für Deutungen geschaffen.

Beispiel Konfrontation (Aufgreifen von »non-verbals« und Gegenübertragung):
Eine Patientin erzählt eine ihr deutlich unangenehme Situation. Der Therapeut nimmt das Unbehagen der Patientin wahr, die rote Flecken am Hals bekommt und keinen Blickkontakt mehr halten kann:

Th:»Wenn du mir das erzählst und es dir so schwer fällt, könnte es ja auch damit zu tun haben, dass du dich dabei schämst?«

P:»Wie kommen sie denn auf sowas?«

Th:»Ich hatte das Gefühl, dass es dir sehr unangenehm ist.«

P (genervt): »Das ist doch Quatsch, wie kommen sie denn darauf?«

Th: »Ich komme darauf, weil du mir schon öfter erzählt hast, wie unangenehm es für dich ist, über Gefühle zu sprechen, und es mir gerade so vorkommt, dass es wieder so ist«.

P: »Wieso sollte mir das unangenehm sein?«

Th: »Manchmal ist es ja nicht so einfach über Dinge zu reden, obwohl man eigentlich weiß, dass es gar nicht schlimm ist. Und ich hatte das Gefühl, dass du dich unwohl gefühlt hast.«

P:»Kann schon sein, vielleicht.«

> Th:»Was denkst du, wenn ich so was sage? Macht dich das sauer oder macht es Sinn? Oder hilft es dir dabei, es besser zu verstehen?« [Rückkehr zur Klärung]
> P: »Irgendwie schon, oft ist mir sowas sehr peinlich.«
> Th:»Und wenn das so ist, könnte das dann damit zu tun haben, dass....«
> P: »...dass ich dann so ein komisches Gefühl bekomme, als ob mich dann alle anschauen, so als ob ich nackt wäre.«

Durch die Konfrontation mit den non-verbalen Informationen und der Gegenübertragung des Therapeuten kann der Patient auf innere Vorgänge gelenkt werden, die ihm bisher nicht bewusst sind und die mit dieser Technik dem Bewusstsein zugeführt werden.

Deutungen

Die Art der Deutungen ist bei Adoleszenten und Erwachsenen verschieden, bei Jugendlichen findet sie *spielerischer* statt. Da sich Adoleszente im Übergangsstadium von der Kindheit zum Erwachsenenalter befinden und ihr kognitives, logisch-abstraktes Denken noch in der Entwicklung ist, ist es oft hilfreich, Metaphern oder Geschichten in den Deutungsprozess einzubeziehen. Deutungen werden, ebenso wie Konfrontationen, als Hypothesen angeboten, die den Adoleszenten zum Nachdenken anregen sollen. Anders als Konfrontationen, die es zum Ziel haben, Widersprüche ins Bewusstsein zu rücken, helfen Deutungen dem Adoleszenten, Vorstellungen über die Bedeutung seiner Gedanken und Handlungen zu bekommen. Deutungen fokussieren auf die intrapsychischen Vorgänge, die durch vorausgegangene Klärungen und Konfrontationen des Konfliktmaterials beleuchtet wurden. Ziel ist es, eine Verbindung zwischen den verschiedenen Aspekten des bewussten und unbewussten Materials und dessen Einfluss auf die Motivation und das Funktionsniveau des Jugendlichen herzustellen. Deutungen stellen in den Sitzungen eine Verbindung her zwischen den Widersprüchen des Verbalen, des Nonverbalen und der Gegenübertragungen. Deutungen können gemacht werden, wenn der Jugendliche selbst seine wiederkehrenden Verhaltensweisen erkennt und einsieht, wie diese seine Probleme aufrechterhalten. In diesem Kontext kann der Therapeut beginnen, eine Verbindung zu den abgewehrten Dyaden und den dazugehörigen Affekten herzustellen. Da die Dyaden im Hier und Jetzt aktiviert sind, arbeitet der Therapeut daran, ihre Bedeutung zu klären, den Patienten mit der Inkonsistenz oder Widersprüchlichkeit derselbigen zu konfrontieren und dann zu deuten, indem dem Adoleszenten eine hypothetische Bedeutung angeboten wird. Der Therapeut stellt dabei Sprache zur Verfügung, um affektives Erleben im Kontext der aktivierten Objektbeziehungsdyade in Form von Hypothesen in Worte zu fassen. Er bietet dem Adoleszenten Alternativen an, die ihm konkrete Optionen bieten, zwischen verschiedenen Möglichkeiten zu wählen, z. B. »kann es sein, dass du in der Situation, die du beschreibst, die Gefühle a, b oder c, oder keines dieser Gefühle hattest". Die Bereitstellung der Sprache und von Alternativen bietet eine Struktur, in der der Adoleszente versuchen kann, ein kohärenteres Verständnis seines Erlebens zu entwickeln. Wenn die Behandlung fortschreitet sind diese Strukturen seltener notwendig, da dann der Jugendliche selbst eigene Kapazitäten entwickelt, sein Erleben zu beobachten und zu beschreiben.

Beispiel Deutung:
Eine Patientin mit einer schizoiden Persönlichkeitsstörung, die »stolz« ist, keine Gefühle zu haben, berichtet, dass es ihr gut gehe, obwohl die Jugendhilfe-Einrichtung, in der sie lebt, von zunehmend depressiven Anzeichen und selbstverletzendem Verhalten berichtet:

P: »Ich weiß nicht, warum die immer sagen, ich sei so depressiv. Mit geht's gut! Die sollen mich in Ruhe lassen. Und außerdem wäre es sowieso egal, wenn ich mich umbringen würde, wen würde das interessieren?«.

Th: »Du erzählst mir, dass es dir gut geht und lachst dabei. Dann sehe ich aber viele frische Schnitte auf deinem Unterarm [Konfrontation]. Und dann höre ich, dass es sowieso niemand gäbe, der traurig sei, wenn du dich umbringst. Ich könnte mir folgendes vorstellen: Diese widersprüchlichen Gefühle sind auch in dir und du selbst weißt nicht so recht, ob es dir gut geht oder du vielleicht doch traurig bist. Da du aber eigentlich »keine Gefühle haben willst«, bringt dich das durcheinander. Könnte es so sein, oder liege ich da völlig daneben?« [Deutung als Hypothese]

P: »Mmh…«

Th: »Du warst immer froh, keine Gefühle zu haben, weder gute noch schlechte, hast mir fast stolz gesagt, »Ich weine nie«, und nun kommen plötzlich alle diese Gefühle und es geht dir schlecht und du denkst, dass es besser ohne Gefühle war.«

P: »Ja, das stimmt, das denke ich. Aber ich kann sie nicht mehr wegdrücken.«

Th: »Kennst du das von früher, dass in heißen Sommern sich auf geteerten Wegen Disteln oder sonstige starke Pflanzen durch den Asphalt drückten? Und wenn man drauftrat, kamen sie an einer anderen Stelle wieder zum Vorschein? So ist es mit deinen Gefühlen. Wenn du sie versuchst zu unterdrücken, kommen sie an einer anderen Stelle wieder hoch.« [Arbeiten mit Metaphern]

P: »Aber sie sollen nicht mehr hochkommen, mir geht es seither viel schlechter.«

Th: »Aber irgendwie merkst du auch, dass auch schönere Gefühle jetzt manchmal da sind, und das, was du immer als so leer beschrieben hast, weniger wird. Vielleicht ist es so, dass nicht alle Gefühle wieder weg sollen?«

P: »Man kann es sich halt nicht aussuchen, was dann grade hochkommt…«

Th: »Da hast du Recht. Und das macht dir sicher auch Angst, denn das ist neu. Früher hattest du keine Gefühle, damit kanntest du dich aus. Aber das jetzt ist neu. Das verunsichert dich.« Indem der Patientin Erklärungen in Form von Deutungen zur Verfügung gestellt werden, bekommt sie Hilfe, zu verstehen, was in ihr vorgeht und warum sie die verschiedenen Gefühle nicht mehr verstehen kann. Durch die Sprache werden unbewusste Vorgänge bewusst gemacht, wodurch sie ihren Gefühlen nicht mehr so ausgeliefert ist, dass sie sie ausagieren muss (zum Beispiel durch Ritzen).

Therapeutische Haltung

Es gibt bestimmte therapeutische Qualitäten, die entscheidend sind für eine Therapie. Diese sind Eigenschaften wie Ernsthaftigkeit, Empathie und Wärme, die bei allen Behandlungsformen und bei allen Therapeuten den Outcome von Therapien nachweislich verbessern (Wampold et al. 1997; Luborsky 1994; Orlinsky und Howard 1994). Wir fügen als zusätzliche Eigenschaften (spielerische) Flexibilität und das Aufrechterhalten des gesunden Menschenverstandes hinzu, da diese Fähigkeiten dazu beitragen, eine tragende therapeutische Beziehung aufzubauen, zu erhalten und spezielle Techniken anzuwenden. Optimismus ist eine weitere wichtige Eigenschaft, die es Therapeuten ermöglicht, engagiert zu sein, an das Potenzial des Adoleszenten zu glauben und eine Vorstellung von ihm als gesunden Jugendlichen zu entwickeln. Zusätzlich zu der *optimistischen* Einstellung wird vom Therapeuten erwartet, *absolut präsent* zu sein, was sich durch Neugierde und Interesse an den Erfahrungen und dem Erleben des Jugendlichen zeigt. Der Therapeut ist dann *absolut präsent,* wenn seine Körpersprache, sein affektiver Tonfall und seine Sprache konsistent sind und mit dem Interesse am Erleben des Jugendlichen, besonders in der *Hier und Jetzt-Beziehung* übereinstimmen. Es gibt praktische und auch dynamische Gründe, warum der Aspekt der therapeutischen Haltung von uns so betont wird: Jugendliche, genauso wie Kinder, lernen grundsätzlich durch Handlung, und es ist die Handlung des Therapeuten, die der Jugendliche wahrnimmt. Ein Therapeut, der ernsthaft interessiert und neugierig an Erlebnissen des Jugendlichen ist, ist ein Modell auf dem Weg, sich zwischenmenschlich wirklich einzulassen und auch dafür, den Jugendlichen selbst neugierig und interessiert an sich selbst und an seiner Beziehung zum Therapeuten zu machen. Klinisch sehen wir oft, dass Jugendliche mit einer Persönlichkeitsstörung ihre natürliche Neugierde und ihr Interesse an Dingen verloren haben, die normalerweise typisch sind für Kinder und Adoleszente. Dieses Interesse an sich und anderen zu wecken ist der Beginn eines Prozesses, der zur Reflexionsfähigkeit führt, und Reflexion ist die Grundlage, um zwischen sich selbst und anderen zu unterscheiden.

Die Rolle der Elternarbeit in der Behandlung

Die Arbeit mit Eltern ist einer der Kernaspekte, die die Arbeit mit Kindern und Jugendlichen von der mit erwachsenen Patienten unterscheidet. Es gibt unterschiedliche Auffassungen bei den verschiedenen therapeutischen Ausrichtungen, wie und wie oft mit Eltern von Adoleszenten gearbeitet wird. Typischerweise wird in der psychotherapeutischen Arbeit mit Adoleszenten und jungen Erwachsenen die Familie sehr in den Hintergrund gerückt. AIT hingegen bezieht Familien und Eltern intensiv in die Behandlung ein, damit diese auch die Veränderungen, die durch den Behandlungsprozess hervorgerufen werden, unterstützen. Dies impliziert auch die Haltung, dass die Familie versucht, ihr Bestes zu geben, was nicht notwendigerweise auch bedeutet, dass diese Strategien effektiv sind. Es ist aber zu berücksichtigen, dass auch ausreichend gute Eltern unter der Belastung ihres schwer gestörten Kindes kränker wirken können als sie sind.

Auch wenn die Beziehung zwischen Eltern und Jugendlichem häufig sehr gestört ist, gibt es dennoch eine intensive Bindung zwischen ihnen, und wenn wir nicht mit den Eltern arbeiten, ignorieren wir u. U. diese intensive Bindung. Außerdem würden wir bei Nicht-Einbeziehen der Eltern unterschätzen, welchen Einfluss Interaktionen haben, die zu Hause stattfinden und die Störung aufrechterhalten (deshalb ist ein Homeplan notwendig). Wenn wir Eltern als schrecklich und invalidierend sehen, gehen wir das Risiko ein, uns auf die Seite des Adoleszenten zu begeben, deren Blick auf die schrecklichen und verfolgenden Eltern zu übernehmen und uns selbst als die besseren Eltern (Retter) zu phantasieren. Dies riskiert eine Aufrechterhaltung der inneren Spaltungen, die im Gegensatz zu den Behandlungszielen der Integration von beiden Anteilen steht.

Bedeutung von Interventionen im Umfeld

Zusätzlich zur Einzeltherapie muss häufig auch direkt im Umfeld interveniert werden. Dies können z. B. Anregungen für psychologische Testungen oder zusätzliche Unterstützung bei Lernschwierigkeiten sein. Unter Umständen können diese Empfehlungen in den Familienvertrag aufgenommen werden. Wenn wir die Eltern, und manchmal auch die Geschwister, in die Behandlung einbeziehen, tun wir das, um den unmittelbaren familiären Kontext in Bezug auf die dargebotene Pathologie zu verstehen. Dies hat nichts mit Familientherapie zu tun, sondern damit, dass man die Möglichkeit nutzt, auf Familienebene zu beobachten und falls notwendig zu intervenieren, um damit die individuelle Behandlung zu unterstützen. Es kann verschiedene Formen der Intervention geben, z. B. Psychoedukation, Erfassung der Pathologien anderer Familienmitglieder oder des Familiensystems als Ganzes, Verbesserung der Familienkommunikation, Bearbeitung von Grenzen mit Eltern und/oder Lehrern oder indem man den Eltern oder den Familien als Ganzes zusätzliche Therapien empfiehlt, da die Psychopathologie eines anderen Familienmitglieds oder des gesamten Familiensystems der Grund dafür sein kann, dass sich die Störung des Jugendlichen verfestigt.

Psychoedukation

Oft wird schon während der Anamnese deutlich, wie wenig die Eltern und auch der Jugendliche darüber wissen, wie eine normale Entwicklung in der Adoleszenz aussieht. Eltern darüber aufzuklären, was normal und üblich bei Adoleszenten ist, gibt ihnen die Möglichkeit, die Problemfelder ihres eigenen

Kindes besser einordnen zu können und sich darüber bewusst zu werden, dass sie u. U. nur noch Fehler in ihrem Kind sehen und ihre Erwartungen auf ein normales Maß reduzieren müssen. Psychoedukation klärt über die normalen Aufgaben und das Verhalten von Adoleszenten auf, vor allem in besonders schwierigen Situationen. In der Arbeit mit Eltern von Adoleszenten gibt es eine Reihe von Grundsätzen: Aufklärung der Eltern bezüglich der normalen Entwicklung und des normalen Verhaltens dieses Alters; zusammen mit den Eltern die störungsspezifische Psychopathologie erkennen, die ihre Kinder aus der Bahn geworfen hat; die Behandlungserwartungen und -grenzen erklären; die Gründe antizipieren, die zu einem Behandlungsabbruch führen können; der Familie ankündigen, dass sie sich ändern werden (und nicht nur der Adoleszente); und spezifische Handlungsstrategien für die Eltern anbieten (sowohl akute als auch fortlaufende). Während dieser Phase der Elternarbeit wird versucht, die Eltern als Partner zu gewinnen, den Adoleszenten bei der Arbeit zu unterstützen. Auf diese Weise können die Eltern einen Raum (sowohl symbolisch als auch real) kreieren, in dem die Reifung des Jugendlichen möglich ist.

Behandlungsvertrag

Der Sinn des Behandlungsvertrages ist es, einen klaren Rahmen zu setzen, in dem dann Abweichungen beobachtet, geklärt und schlussendlich gedeutet werden können. Während der Vertragsphase werden die jeweiligen Verantwortlichkeiten für den Adoleszenten, die Eltern und den Therapeuten festgelegt. Während die meisten Inhalte des individuellen Vertrags zwischen dem Therapeuten und dem Adoleszenten verhandelt werden, wird bei Jugendlichen die Familie auch miteinbezogen. Die Entscheidung, die Eltern in den Vertragsabschluss mit einzubeziehen, erfüllt zwei grundsätzliche Zwecke: 1. Der Jugendliche wird dadurch darin unterstützt, die persönliche Verantwortung für seine Behandlung zu übernehmen, und 2. Mit den Eltern werden darin die Parameter bezüglich ihrer Rolle und Verantwortung in der Behandlung festgelegt. Das Entscheidendste des Vertrags ist die Ausarbeitung und Implementierung des Homeplan, der den Familienvertrag inklusive der Familienregeln wiedergibt.

Individueller Vertrag

Allgemeine Verpflichtungen Jugendlicher:

1. Regelmäßiges Erscheinen – es wird vom Jugendlichen erwartet, dass er pünktlich kommt und die gesamte Therapiestunde bleibt.
2. Alles, was dem Patienten in den Sinn kommt, soll er dem Therapeuten mitteilen.

Die allgemeine Verantwortung im individuellem Vertrag ist ähnlich wie bei einem Behandlungsvertrag mit Erwachsenen, allerdings mit dem entscheidenden Unterschied, dass Adoleszente häufig die Unterstützung ihrer Eltern oder Bezugspersonen brauchen, um sich an die Absprachen halten zu können (rechtzeitig zur Therapie kommen, sich an Absprachen halten usw.). Diese praktischen Absprachen werden sowohl mit den Eltern als auch mit dem Jugendlichen während der Familienvertragsphase geklärt und besprochen und sind damit von Anfang an Grundlagen für Reflektionen und Diskussionen, falls der Adoleszente sich nicht an die vereinbarten Absprachen hält und damit auch die elterlichen Absprachen gefährdet.

Allgemeine Verpflichtungen Therapeut (modifiziert nach Clarkin et al. 1999; 2006):

1. Vereinbarte Termine einhalten— der Therapeut verspricht, dass er nach Möglichkeit keine Stunden ausfallen lässt und wenn, dies mit dem Patienten bespricht.
2. Der Therapeut erklärt sein therapeutisches Verfahren, nämlich dass er dem Jugendlichen keine Rätschläge oder Lösungen anbietet, sondern ihm dabei hilft, diese selbst zu finden.
3. Klärung der Begrenzungen in der Behandlung (vor allem, wenn in früheren Behandlungen der Patient seine Grenzen bereits ausgetestet hat).
4. Allgemeine Schweigepflicht
5. Mit dem Jugendlichen und seinen Eltern wird besprochen, dass es notwendig sein kann, Außeninformationen einzuholen.

Familienvertrag

Der Familienvertrag wird normalerweise parallel zum individuellen gemacht. Die Einbeziehung der Eltern ist dabei eine entscheidende Modifikation zur Vertragsabschließung bei Erwachsenen. Die Eltern werden in erster Linie mit einbezogen, um ihr Kind dabei zu unterstützen, sich an seinen individuellen Vertrag zu halten, sie werden darüber hinaus aber zusätzlich psychoedukativ unterstützt, die potenziellen Schwierigkeiten ihres Kindes und was diese für die Behandlung bedeuten, zu erkennen. Danach wird mit den Eltern und dem Adoleszenten zusammen ein Homeplan erarbeitet, in den Aspekte beider Verträge einfließen.

Homeplan

Der *Homeplan* setzt sich aus der Integration von psychodynamischen und familiensystemischen Theorien zusammen und benutzt in erster Linie kognitiv verhaltenstherapeutische Techniken. Der Plan wird in Stufen ausgearbeitet – er schließt Aspekte der Probleme ein, die vom Adoleszenten und seinen Eltern benannt wurden und die vom Therapeuten nach Prioritäten angeordnet werden. Diese Hierarchisierung folgt dem AIT Behandlungsstandard, bei dem das selbstschädigende Verhalten an der Spitze der Dringlichkeit steht. Wie auch in anderen Bereichen des Vertrags, werden auch in diesem Bereich Widerstände des Jugendlichen herausgearbeitet und diskutiert, da der Plan nur so restriktiv sein sollte, wie die Gewährleistung der Sicherheit es erfordert. Der Therapeut muss entscheiden, welche Familiennormen unterstützt werden sollten und bei welchen eher das Ziel ist, sie zu verändern.

Rangfolge der Interventionen

1. Zuerst Sicherheit
   - Suizidalität oder schwerwiegende Fremdgefährdung
   - Selbstverletzung
   - Missbrauch oder Misshandlung

2. Gefährdung der Behandlungsfortsetzung
   - offensichtliches Verhalten, z. B. Nicht-Einhalten von Therapiestunden
   - Unehrlichkeit (offensichtliches Lügen oder bewusstes Zurückhalten von relevanten Informationen)
   - Vertragsverletzungen (entweder des Jugendlichen oder der Familie)

3. Identitätsintegration
   - Aktivieren der Objektbeziehungsdyade außerhalb der Übertragung
   - Aktivierung der Objektbeziehungsdyade in der Übertragung
   - Andere affektive Inhalte

Während es das primäre Anliegen ist, die selbstschädigenden Verhaltensweisen des Adoleszenten in den Griff zu bekommen und seinen Respekt für sich selbst und andere zu erhöhen, ist es auch Teil des Plans, die Eltern auf ihre ineffektiven Verhaltensmuster aufmerksam zu machen. Auch in Bezug auf das Verhalten der Eltern können im *Homeplan* Erwartungen gestellt werden (z. B. nicht »rumkeifen«, oder nur einmal fragen und dem Jugendlichen Zeit zum antworten lassen usw.). Dies hilft den Eltern dabei, aus ihrer festgefahrenen Rolle zu kommen und unterstützt ferner den Jugendlichen dabei, aus seinem aversiven Kommunikationskreislauf auszusteigen und die Verantwortlichkeit für sein eigenes Verhalten zu erhöhen. Aufbauend auf den positiven Aspekten der bestehenden Familiennormen, können die Familienregeln besprochen und gemeinsam modifiziert werden, um das Funktionsniveau der Familie zu verbessern und damit ebenfalls die Behandlung des Jugendlichen zu unterstützen. Der *Homeplan* kann auch dabei helfen, dem Jugendlichen die eigene Verantwortung für sein Verhalten aufzuzeigen (z. B. saubere Kleider zu tragen). Obwohl der *Homeplan* deutlich verhaltenstherapeutische Techniken benutzt, dient er auch drei psychodynamischen Funktionen: er dient 1. als Übergangsobjekt, welches als konkrete Repräsentanz der therapeutischen Behandlung zu Hause fungiert, erhöht 2. die Fähigkeit zur Reflexion (»reflective functioning«) in Bezug auf andere und stellt 3. eine externe Über-Ich Funktion bereit. Er hilft außerdem dabei, eine mentale Repräsentation von moralischen Aspekten und eine Repräsentanz von wichtigen anderen zu implementieren. Ferner repräsentiert der *Homeplan* das Realitätsprinzip in der Familie. Der *Homeplan* unterstützt die individuelle Behandlung, in dem er die Familie unterstützt und Ressourcen freisetzt. In diesem Sinne stellt er eine Art *Hilfs-Ich* für die Familie dar, um die Familie zu strukturieren, und ist somit ein weiteres Instrument, um die Therapie zu ermöglichen.

Herausforderungen an die Implementierung des Homeplan

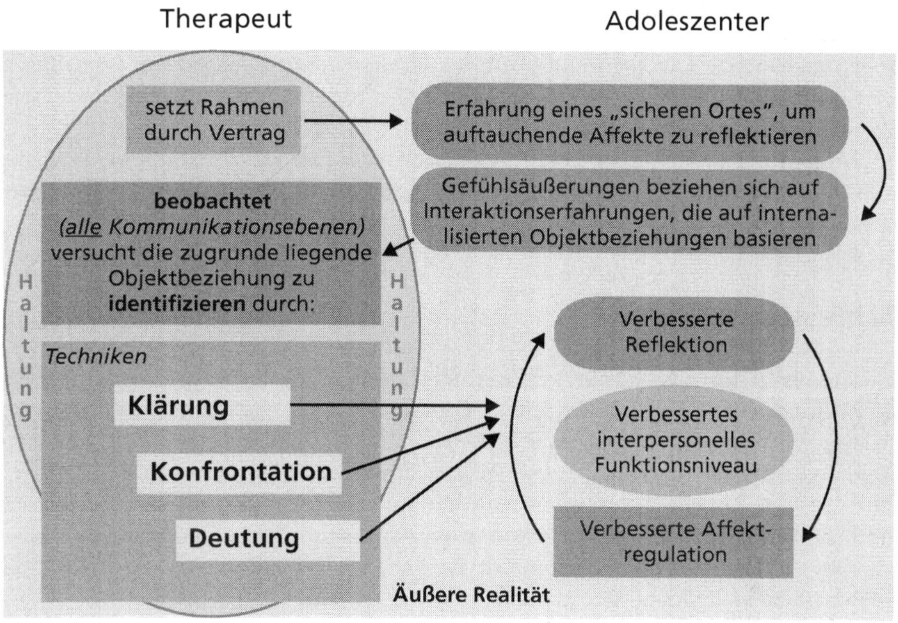

Abb. 6.3: Veränderungsmechanismen bei AIT (modifiziert nach Clarkin et al. 2006)

Die Implementierung des *Homeplan* ist ein integraler Bestandteil von AIT. Der *Homeplan* dient dazu, bestehende Verhaltensmuster zwischen dem Adoleszenten und seiner Familie aufzulisten, er stellt Belohnungen und Konsequenzen für Verhalten bereit, gibt die Möglichkeit, Realitätsverzerrungen zu klären (vor allen Dingen die unterschiedliche Betrachtungsweise von Jugendlichen und Eltern) und unterstützt die Selbstreflektion sowie persönliche Verantwortung von allen Beteiligten an den familiären Interaktionen. Auch wenn der Jugendliche den Eindruck hat, dass der Therapeut ein Agent seiner Eltern sei, der die elterlichen Erwartungen für Sicherheit und angemessenes Verhalten in diesem Plan umzusetzen versucht, so wird er doch mitbekommen, dass auch die Eltern u. U. Vorbehalte gegen die Vorschläge des Therapeuten haben (z. B. was die Hierarchie der Probleme angeht). Manche Eltern sind z. B. verärgert darüber, dass ein Verhalten, das sie als gar nicht so problematisch ansehen, im *Homeplan* priorisiert wird, um damit den potenziellen Erfolg zu maximieren (nämlich indem mit den am wenigsten restriktiven Konsequenzen begonnen wird). Der Therapeut schaut gemeinsam mit den Eltern und dem Adoleszenten nach Bereichen, die besonders dringend verändert werden müssen. Anschließend werden Familienregeln, Erwartungen der Eltern und Ziele, die der Jugendliche erreichen muss, um »Belohnungen« zu erlangen, festgelegt. Schlussendlich müssen auch Konsequenzen besprochen werden, falls die Erwartungen nicht erfüllt werden. Dies dient dazu, dass klare Konsequenzen benannt werden, die in Kraft treten, wenn ein Jugendlicher sich nicht an die Absprachen hält. Das Ziel des *Homeplan*, nämlich die Verbesserung des Funktionsniveaus des Jugendlichen, muss das gemeinsame Ziel aller Beteiligten sein und von allen unterstützt werden. Obwohl es eigentlich vorgesehen ist, vor Behandlungsbeginn die Eltern und den Jugendlichen von der Notwendigkeit des *Homeplan* zu überzeugen, ist es doch oft so, dass die Schwere der Störung einen sofortigen Behandlungsbeginn erforderlich macht und der *Homeplan* parallel dazu erarbeitet werden muss.

Während der *Homeplan* erstellt wird, kann die Familiendynamik als Ganzes, aber auch die darunter liegenden psychischen Dynamiken jeder einzelnen Person und Beziehung sichtbar werden.

Schlussbemerkung

Unsere Arbeitsgruppe hat es sich bei der Entwicklung des Therapieverfahrens AIT (Adolescent Identity Treatment) zum Ziel gesetzt, auf der Grundlage von bewährten psychodynamischen Konzepten (TFP) familiensystemische und verhaltenstherapeutische Konzepte sowie Psychoedukation in ein umfassendes therapeutisches Vorgehen zu integrieren, das auf die spezifischen Schwierigkeiten und Bedürfnisse von Jugendlichen mit schweren Identitätsstörungen abgestimmt ist. Der Einbezug der Familie ist dabei für den Behandlungserfolg von entscheidender Bedeutung.

Literatur

Clarkin JF, Yeomans FE, Kernberg O (1999) Psychotherapy for borderline personality. New York: Wiley & Sons.

Clarkin JF, Yeomans FE, Kernberg OF (2006) Psychotherapy of borderline personality: Focusing on object relations. Washington: American Psychiatric Publishing, Inc.

Foelsch P, Schlüter-Müller S, Odom A, Arena H, Borzutzky A, Schmeck K (2013) Behandlung von Jugendlichen mit Identitätsstörungen (AIT) – Ein integratives Therapiekonzept für Persönlichkeitsstörungen. Springer Heidelberg, New York.

Fonagy P, Target M (2002) Early intervention and the development of self-regulation. Psychoanalytic Inquiry22(3): 307-35.

Kernberg OF (1978) The diagnosis of borderline conditions in adolescence. Adolesc Psychiatry 6: 298-319.

Kernberg OF (1984) Severe Personality Disorders. Psychotherapeutic Strategies. New Haven: Yale University Press.

Kernberg PF, Weiner AS, Bardenstein KK (2000) Persönlichkeitsstörungen bei Kindern und Jugendlichen. Stuttgart: Klett-Cotta.

Luborsky L (1994) Therapeutic alliances as predictors of psychotherapy outcomes: Factors explaining the predictive success. The working alliance: Theory, research, and practice. Oxford: John Wiley & Sons: 38-50.
Orlinsky D, Howard KI (1994) Generic Model of Psychotherapy. Bern: Hans Huber.
Selzer MA, Kernberg PF, Fibel B, Cerbuliez T, Mortati S (1987) The personality assessment interview: Preliminary review. Psychiatry 50(2): 142-153.
Wampold BE, Mondin GW, Moody M, Stich F, Benson K, Ahn HN (1997) A meta-analysis of outcome studies comparing bona fide psychotherapies: Empiricially, »all must have prizes.« Psychol Bull. Nov 122(3): 203-15.

7 HYPE: Ein kognitiv-analytisches Therapieprogramm zur Prävention- und Frühintervention bei Borderline-Persönlichkeitsstörung

Andrew M. Chanen, Louise McCutcheon, Ian B. Kerr
Deutsche Übersetzung: Michael Kaess, Anna-Lena Münch

Einleitung

Die Borderline-Persönlichkeitsstörung rückt immer mehr in den Fokus der Entwicklung von eigens dafür geeigneten und empirisch fundierten Präventions- und Frühinterventionsprogrammen. Dieser Umstand liegt vor allem daran, dass die Borderline-Persönlichkeitsstörung in der klinischen Praxis sehr häufig ist und dort zu den am stärksten belastenden und im Funktionsniveau einschränkenden psychischen Störungsbildern zählt. Die Betroffenen zeigen ein oftmals stark ausgeprägtes Hilfesuchverhalten in verschiedenen Helfersystemen und profitieren nachweislich – unabhängig vom Schweregrad der Störung – von spezifischer Behandlung (Chanen und McCutcheon 2013). Darüber hinaus lässt sich die Borderline-Persönlichkeitsstörung bereits im frühen Jugendalter zuverlässig diagnostizieren und identifiziert damit eine Patientengruppe, die sowohl in der Gegenwart als auch in der Zukunft mit stark ausgeprägtem Leidensdruck sowie hoher Morbidität und Mortalität einhergeht. Unter diesen Bedingungen ist eine Intervention klinisch gerechtfertigt und menschlich gesehen verantwortungsbewusst. Befunde aus anderen Studien legen die Vermutung nahe, dass die Merkmale der Borderline-Persönlichkeitsstörung (sogenannte Borderline-Traits) im Jugendalter noch eine gewisse Flexibilität und Formbarkeit aufweisen, was dieses Alter für die Frühintervention besonders relevant macht.

Aufgrund dieser Voraussetzungen haben wir Ende der 1990er Jahre das »Helping Young People Early« (HYPE)-Programm (Chanen et al. 2009) entwickelt und dabei die wesentlichen Kernprinzipien für Prävention und Frühintervention der Borderline-Persönlichkeitsstörung berücksichtigt (Chanen und McCutcheon 2013). HYPE ist ein umfangreiches und ganzheitliches Prävention und Frühinterventionsprogramm für Jugendliche und junge Erwachsene im Alter von 15–25 Jahren. Dabei integriert HYPE ein besonderes psychiatrisches Versorgungsmodell mit einem individuell psychotherapeutischen Ansatz, welcher auf den Prinzipien der Kognitiv Analytischen Therapie (Cognitive Analytic Therapy (CAT); Ryle und Kerr 2002) beruht. Nachfolgend werden die CAT und ihr Einfluss auf die Frühintervention bei Borderline-Persönlichkeitsstörung näher beschrieben.

Die Kognitiv Analytische Therapie

Die CAT bildet die Grundlage und die gemeinsame »Sprache« des HYPE-Programms. Die CAT ist eine ganzheitliche Kurzzeittherapie, die in den vergangenen 30 Jahren in Großbritannien entwickelt wurde (Ryle und Kerr 2002). In der CAT wurden theoretische und praktische Aspekte der psychoanalytischen Objektbeziehungstheorie sowie der kognitiven Psychologie integriert. Dadurch stellt sie nun ein ganzheitliches Modell für Entwicklung und Psychopathologie dar.

Ursprünglich diente die CAT einer »ausreichenden« und dabei zeitlich limitierten Kurzzeittherapie, durch die ein hohes Patientenaufkommen unter Erwachsenen mit leichten bis mittelgradigen psychischen Erkrankungen im öffentlichen Gesundheitssystem (vor allem im ambulanten Bereich) bewältigt werden sollte. Als Reaktion auf die steigenden Patientenzahlen, die eine schwerwiegende oder komplexe Borderline-Persönlichkeitspathologie aufwiesen, entwickelte Ryle (1997a) das Programm weiter, um auch diesen Personen eine Behandlung zukommen lassen zu können. Das Resultat dieser Weiterentwicklung war das »*Multiple Self-States Model*« der Borderline-Persönlichkeitsstörung (MSSM; Ryle 1997b), welches im weiteren Verlauf im ambulanten Setting erfolgreich evaluiert wurde. Seitdem findet das Modell zunehmend auch als Beratungsinstrument in therapeutischen Teams Anwendung, um Patienten mit Borderline-Persönlichkeitsstörung besser verstehen und einen guten Umgang mit deren herausfordernden und belastenden Beziehungsmustern entwickeln zu können. Hierbei kommt vor allem die Technik der ausführlichen oder »kontextuellen Umformulierung« zum Tragen (Ryle und Kerr 2002). Mittlerweile wurde die CAT weiter entwickelt und modifiziert, um auch in der Behandlung von Jugendlichen mit teilweise und/oder voll ausgeprägtem Störungsbild der Borderline-Persönlichkeitsstörung eingesetzt werden zu können.

Kasten 1: Kernaspekte der Kognitiv Analytischen Therapie (CAT)

- Das Modell basiert vor allem auf einem streng beziehungsbezogenen und sozialen Selbstkonzept des Individuums. Dies bedeutet, dass die individuelle Psychopathologie nicht unabhängig von soziokulturellen Kontexten, in denen sie entstanden und aktuell auch vorhanden ist, betrachtet werden kann.
- Vor dem Hintergrund individueller genetischer und charakteristischer Vielfalt sind besonders die frühen zwischenmenschlichen Erfahrungen von Bedeutung, da diese als reziproke Rollen (RR) internalisiert werden.
- Unter einer reziproken Rolle versteht man einen Komplex aus impliziten Beziehungserfahrungen, welcher sowohl die individuellen Wahrnehmungen als auch die dazugehörigen Affekte beinhaltet. Die RR ist durch zwei Pole (Erfahrungen auf Seiten des Kindes versus Erfahrungen auf Seiten der Eltern/soziokulturellen Gesellschaft). Man könnte eine reziproke Rolle auch mit einer klaren Dialogstimme vergleichen.

- Die Aktivierung einer reziproken Rolle antizipiert oder provoziert dabei stets eine reziproke Reaktion eines historischen oder gegenwärtigen Gegenübers.
- Reziproke Rollen und ihre wiederholten prozeduralen Aktivierungen determinieren sowohl zwischenmenschliche Interaktionen als auch interne Dialoge und Selbstmanagement.
- Das gesamte Denken, ob bewusst oder unbewusst, basiert auf reziproken Rollen und wird durch das individuelle Repertoire an reziproken Rollen bestimmt.
- Die menschliche Psychopathologie basiert dabei auf einem Repertoire aus maladaptiven und ungesunden reziproken Rollen.
- Schwerwiegende und komplexe Schäden des Selbst können das Resultat von chronischen Entwicklungstraumata/Deprivation sein. Diese Schäden können dabei Dissoziationen und Spaltungen des Repertoires an reziproken Rollen verursachen, was seinerseits Einschränkungen in den selbstreflexiven Fähigkeiten oder den exekutiven Funktionen zur Folge haben kann. Dieses Phänomen wird für das Multiple Self-States Model der Borderline-Persönlichkeitsstörung zu Grunde gelegt.

Das *Selbst* wird in der CAT durch ein internalisiertes Repertoire an Beziehungsmustern charakterisiert, welches sowohl während der frühen als auch während andauernder Entwicklungsphasen erworben wurde. Wenn diese Entwicklung suboptimal verläuft (so wie es in Bezug auf die Entwicklung einer Borderline-Persönlichkeitsstörung üblicherweise angenommen wird) und die frühen Bezugspersonen wenig umsorgende oder sogar destruktive Verhaltensweisen zeigen, so werden eben diese Beziehungsmuster internalisiert und ihrerseits zukünftig als unangemessene und unflexible Verhaltensweisen reaktiviert. In der CAT werden solche internalisierten Beziehungen als reziproke Rollen (RR) bezeichnet. Die internalisierten Beziehungsmuster dagegen, welche Gedanken, Gefühle, Überzeugungen und Annahmen sowie die Ausgestaltung von Beziehungen mit anderen und sich selbst beinhalten, werden als reziproke Rollenprozeduren bezeichnet (RRP).

Die CAT ist praktisch und kooperativ orientiert, wobei ein besonderer Fokus auf das Verständnis der individuell problematischen Beziehungs- und selbstregulatorischen Muster gelegt wird. Gleichfalls soll ein Verständnis der aus diesen Mustern resultierenden Gedanken, Gefühle und Verhaltensweisen erworben werden. Ein zentraler Aspekt der CAT ist das gemeinschaftliche (Patient und Therapeut) Entwickeln dieses gemeinsamen Verständnisses über die Schwierigkeiten des Patienten und deren entwicklungsbasierten Ursprünge anhand von einfacher Sprache sowie schriftlichen und bildlichen (in Form von Diagrammen) Umformulierungen. Diese Umformulierungen sind die Grundlage dafür, dass Beziehungsprobleme innerhalb und außerhalb der therapeutischen Beziehung vom Patienten erkannt und dysfunktionale Beziehungs- und selbstregulatorische Muster letztlich verändert werden können. Durch die streng gemeinsame Orientierung, den besonderen Fokus auf Beziehungen sowie die spezifischen

Modell- und Behandlungsansätze wird die Anwendung der CAT auf komplexere und beziehungsbezogene Störungsbilder, besonders der Borderline-Persönlichkeitsstörung, ermöglicht (Ryle 1997a; Ryle 2004).

Zusätzlich bietet die CAT einige Vorteile für die Frühintervention von Borderline-Persönlichkeitsstörungen, die nachfolgend dargestellt werden. Die CAT ist ein integrativer und trans-diagnostischer Ansatz, welcher aufgrund eines ganzheitlichen Therapiemodells auch mit verschiedenen gemeinsam auftretenden Problemen, z. B. anderen Persönlichkeitsstörungsmustern, akuten psychopathologischen Zuständen oder Substanzmissbrauch umgehen kann, wo sonst oft mehrere Interventionsprogramme parallel zum Einsatz kommen müssen. Die CAT sieht »psychologische Aufgeschlossenheit und Reflexionsfähigkeit« dabei als Ziel einer Therapie an und nicht als Voraussetzung. Jugendliche, insbesondere mit Borderline-Persönlichkeitsstörung, präsentieren sich im seltensten Fall als im eigentlichen Sinne therapiebereit; vielmehr haben sie eingeschränkte und/oder negative Erfahrungen mit Helfersystemen oder Therapien gemacht. Obwohl die CAT eine gesprächstherapeutische Methode darstellt, kann das Programm aufgrund der großen Bandbreite an z. B. verhaltensbasierten Maßnahmen auch mit Patienten mit Beeinträchtigungen der verbalen oder intellektuellen Fähigkeiten oder mit Lernschwierigkeiten durchgeführt werden.

In HYPE werden für gewöhnlich 16 CAT-Sitzungen mit jedem Patienten durchgeführt. Zusätzlich wird, abhängig vom Bedarf des jeweiligen Patienten, die allgemeine psychiatrische Versorgung weiterhin zur Verfügung gestellt. Im Rahmen der CAT werden nach Abschluss der eigentlichen Behandlung vier Follow-Up-Sitzungen (1, 2, 4 und 6 Monate) angeboten, die sowohl den weiteren Fortschritt als auch mögliche Risiken überwachen. Abhängig vom jeweiligen Patienten kann der Behandlungsumfang auch geringer ausfallen, besonders für die, die sich ihrer Therapiemotivation nicht klar sind, oder aber auch auf bis zu 24 Sitzungen aufgestockt werden. Die Dauer der individuellen CAT bestimmt auch die Dauer des Verbleibs im HYPE-Programm.

Die Vorteile der CAT in Bezug auf die Borderline-Persönlichkeitsstörung

Kasten 2: Kernaspekte der CAT in Bezug auf die Borderline-Persönlichkeitsstörung

- Die proaktive und gemeinschaftliche (»etwas zusammen tun«) Beziehung mit dem Therapeuten fördert auf Seiten des Patienten eine aktive Teilnahme.
- Ziel ist die nicht-bewertende Beschreibung und Einsichtnahme in die Ursprünge der Psychopathologie, die als prozedurale Aktivierung der reziproken Rollen und assoziierten Dialogstimmen verstanden wird, sowie einer Tendenz, bei Stress in verschiedene »Zustände des Selbst« (self-states) zu dissoziieren.
- Ziel ist, dem Patienten eine neue Art der nicht-kolludierenden Beziehung mit einem liebevollen und bedachten Gegenüber anzubieten, die es dem

Patienten ermöglicht, dass neue reziproke Rollen sowie neue Wahrnehmungen von sich selbst und der Beziehung zu anderen internalisiert werden können. Dabei sollen die maladaptiven reziproken Rollenverständnisse erkannt und revidiert werden.

- Die Therapie wird zum Ende der Initialphase hin durch frühe gemeinschaftliche Ausgestaltungen von schriftlichen und diagrammatischen Umformulierungen (als psychotherapeutische Werkzeuge) unterstützt. Diese dienen dann als »Landkarten« für den weiteren Therapieverlauf.
- Anschließend fokussiert die Therapie auf die Revision der maladaptiven reziproken Rollenprozeduren einhergehend mit einer Veränderung der damit verbundenen Wahrnehmungen, Affekte und Stimmen, die für den internalen Selbstdialog und das Selbstmanagement kennzeichnend sind. Diese Revision erfolgt sowohl anhand der Fokussierung auf die äußere Umwelt als auch durch die Nutzung der therapeutischen Beziehung (Übertragung und Gegenübertragung).
- Weitere Techniken wie das Herausfordern der Dialogstimmen, das Durchführen von Verhaltensexperimenten, Achtsamkeitsübungen, Freie-Stuhl-Übungen oder das aktive Bearbeiten von traumatischen Erinnerungen können in die Arbeit integriert werden.
- Der Fokus liegt von Anfang an auf der zeitlichen Begrenzung (ob nun in der individuellen Psychotherapie oder im CAT-basierten allgemeinen klinischen Setting). Die »gute Beendigung« wird dabei als wichtiger Bestandteil der Therapie angesehen (als Erfahrung einer neuen reziproken Rolle). Dies beinhaltet die Möglichkeit, sich mit Themen wie Vermeidung von Verlusten zu befassen und ein Festhalten an protrahierten und kolludierenden Beziehungen zu vermeiden.
- Soziale Rehabilitation ist ein wichtiger, aber oft vernachlässigter Aspekt von Therapie.

Die *Eingangsuntersuchung* in der CAT beinhaltet für gewöhnlich das Erlangen eines allgemeinen Überblicks über die aktuellen Schwierigkeiten des Patienten und deren Hintergründe mit besonderem Fokus auf die frühen und prägenden Erfahrungen. Wenn der Patient mit dem Therapieangebot einverstanden ist, dann werden ihm zunächst 16 Therapiesitzungen angeboten. Dadurch wird das Ende der Therapie absehbar und auch gleich von Anfang an in der Therapieplanung berücksichtigt. In manchen Situationen empfiehlt es sich, dem Patienten zunächst ein geringeres Sitzungskontingent (z. B. 4–6 Sitzungen) anzubieten, damit er das Therapiekonzept erst einmal ausprobieren kann, bevor er sich für eine 16-Sitzungen Therapievereinbarung entscheidet. Diese Variante bietet sich vor allem bei Patienten an, die eine ausgeprägte Ambivalenz in Bezug auf die Therapie- und die Veränderungsmotivation zeigen, aber auch, wenn der Therapeut zunächst einen Eindruck gewinnen möchte, wie sich bestimmte Probleme, wie Aggressionen oder Substanzkonsum, auf die Therapie auswirken.

Die *ersten Sitzungen* der CAT werden deutlich proaktiv gestaltet und dienen vor allem dem Informationsgewinn und Verständnis in Bezug auf besondere

Schlüsselthemen. Dabei werden die Probleme im alltäglichen Leben im Sinne der RR und RRP verstanden. Zusätzlich wird auch exploriert, wie sich die Aktivierung der RR und RRP auf die therapeutische Beziehung auswirken könnte. Zu diesem Zeitpunkt besteht für den Therapeuten die wichtige Aufgabe, den Patienten hinsichtlich seiner Kompetenzen zur Mustererkennung, seiner Bereitschaft auch sensible Themen zu besprechen sowie seiner Reflexionsfähigkeit über die eigene Rolle in den bestehenden Mustern einzuschätzen. Die therapeutische Haltung drückt sich dabei durch aktive und empathische Neugier aus. Die Aufgabe der ersten Sitzungen ist die Entwicklung einer Kooperation und eines gemeinsamen Verständnisses. Wichtig ist hierbei, dass der Therapeut die Grenzen und besonderen Kapazitäten des Patienten während der Exploration im Auge behält.

Nach ein paar Sitzungen (für gewöhnlich drei) strebt der Therapeut die Zusammenfassung der bisher besprochenen Themen in Form einer schriftlichen (»narrativen«) und bildlichen (»diagrammatischen«) *Reformulierung* an. Ein Brief (»reformulation letter«) an den Patienten zielt in einer sympathischen und nicht-bewertenden Haltung darauf ab, das gemeinsame Verständnis der Schlüsselthemen (RR und RRP) und ihren Entwicklungshintergrund darzustellen. Hierzu dienen auch die Erfahrungen der bisherigen therapeutischen Beziehung. Der Brief soll den Patienten vor allem ihre eigens erzählte Geschichte verdeutlichen, die so durch den Therapeuten validiert und bezeugt wird. Weiterhin soll antizipiert werden, wie einige RRP (z. B. harmoniebedürftig oder rebellisch) vielleicht zukünftig in der Therapie aktiviert werden können oder bereits aktiviert wurden. Im Sinne der gemeinsamen Zusammenarbeit beinhaltet die Reformulierung in der Regel kaum neue und unbesprochene Ideen, Hypothesen oder Interpretationen. Bereits das Zusammentragen und Verknüpfen aller wesentlichen Aspekte zu einer zusammenhängenden und validierenden Geschichte kann für den Patienten überwältigend sein. Den Brief in einer Sitzung laut vorzulesen und dabei das gemeinsame Diagramm zu betrachten, kann für die Patienten eine sehr ernüchternde wie auch kraftgebende Erfahrung zugleich sein. Das laute Vorlesen kann Tränen oder Schweigen zur Folge haben, trägt jedoch oftmals zur Stärkung der therapeutischen Beziehung bei.

Das Diagramm oder die »Landkarte« wird idealerweise gemeinsam in einer Sitzung erarbeitet. Die anfänglich groben Entwürfe differenzieren sich in der Regel im Verlauf immer weiter aus und stellen schlussendlich die RR sowie die daraus folgenden Prozeduren (RRP) dar. Letztere stellen oftmals wenig hilfreiche oder maladaptive Verhaltensweisen (z. B. Selbstschädigung, Leistungsstreben und Überarbeitung, Selbstkritik) und Symptome (z. B. Depression oder Essanfälle) dar. Zugleich können Symptome und Verhaltensweisen (oder auch Diagnosen) jedoch auch im Kontext des Gesamtbildes einer Person in das Diagramm integriert werden. Das Diagramm zielt auf die Schaffung eines Überblicks ab, bei dem eine »top-down« Beschreibung genereller Verhaltensmuster und situationsübergreifender Probleme vorgenommen wird. Diese Muster und Probleme können insbesondere auch zwischen Patient und Therapeut auftreten (z. B. durch Übertragung und Gegenübertragung). Wenn möglich werden die Ursprünge der vorliegenden Muster exploriert und mit frühen prägenden

Beziehungserfahrungen in Verbindung gebracht. Man beachte jedoch, dass die Verbindung mit früheren Beziehungserfahrungen für eine wirksame Therapie nicht zwangsläufig erforderlich ist. Die diagrammatische Reformulierung dient für Patient und Therapeut als eine Art »Landkarte« für den weiteren Therapieverlauf. Auch kann diese als Rahmen angesehen werden, in den sich, abhängig von den Bedürfnissen und Wünschen des Patienten, weitere Aktivitäten und Interventionen eingliedern lassen.

Die *mittlere Phase* der Therapie ist weniger strukturiert und fokussiert sich stärker auf das Erkennen (und später Revidieren) der RR und RRP im Alltag sowie in der Therapie. Die Ausgestaltung ist sowohl von den alltäglichen Themen des Patienten als auch von dem Bedürfnis abhängig, sich mit vergangenen Erfahrungen (oftmals der Verarbeitung von Traumata und Verlust) zu beschäftigen. Patienten mit ausgeprägter Psychopathologie oder sarkem Misstrauen gegenüber der Therapie oder dem Therapeuten bedürfen unter Umständen einer längeren Zeit, um Vertrauen und Zuversicht in den Therapeuten aufbauen zu können und dann neue Ziele anzugehen. In einem zeitlich limitierten Behandlungskonzept, wie die CAT es darstellt, müssen die Veränderungserwartungen und die Geschwindigkeit des therapeutischen Fortschritts ständig beobachtet und gelegentlich angepasst werden.

In der *Endphase* betont die CAT die Wichtigkeit eines »angemessenen« Endes und behält damit diesen Fokus von Anfang an bei. Ein angemessenes Ende wird dabei als wichtige Gelegenheit gesehen, den meist angstauslösenden Verlust einer vertrauensvollen oder stützenden Beziehung zu überwinden und auf seinem Weg weiterzugehen, ohne wieder in alte, maladaptive Bewältigungsstrategien zurückzufallen. Durch das Austauschen von Abschiedsbriefen zwischen Patient und Therapeut wird dieser Schritt nochmal bestärkt. Manche Patienten, vor allem junge Menschen, könnten mit dieser Aufgabe zunächst überfordert sein, da sie keine Erfahrung mit dem Schreiben von formalen Briefen haben. Ziel des Briefes auf Seiten des (jungen) Patienten ist es, eine eingehende Erfahrung des Überdenkens, Reflektierens und Zusammenfassens zu machen. Hierbei soll Bezug darauf genommen werden, welche Veränderungen sich im Rahmen der Therapie bereits ergeben haben, was man gelernt hat und welche Themen in der kommenden Zeit noch weiter bearbeitet werden müssen. Eine Kurzzeittherapie eignet sich eventuell nicht für alle Patienten. Manche benötigen weitere Hilfe im Rahmen von individualisierten Therapiesitzungen oder alternativen Therapieansätzen, wie z. B. Trauma-fokussierte Arbeit oder anschließende Gruppentherapien (letzteres womöglich auch CAT-basiert). Trotz allem erfahren die meisten Patienten im Rahmen der CAT viele positive und relevante persönliche Veränderungen, welche sie für die Zukunft sowohl mit konkreten Fertigkeiten als auch einem tieferen Verständnis ihrer persönlichen Schlüsselthemen ausstatten. Dies kann dazu genutzt werden, auch nach Beendigung der CAT weiter an den eigenen relevanten Themen zu arbeiten.

CAT und Psychopathologie

CAT verwendet zur Konzeptualisierung des Ausmaßes der Schäden und Dysfunktionalität des Selbst einen dimensionalen Ansatz. Aus CAT Sicht ist die Borderline-Persönlichkeitsstörung eine schwerwiegende und komplexe Störung, die häufig durch ein hohes Maß an Komorbidität charakterisiert ist. Das Selbst wird dabei so verstanden, als befände es sich in verschieden Zuständen (»States«), die zwischen normaler Vielfalt bis hin zur offenkundigen Dissoziation rangieren (Ryle und Fawkes 2007; Ryle und Kerr 2002). Weniger schwere Schäden des Selbst sind durch das Vorhandensein von leicht dysfunktionalen oder maladaptiven RRP beim Coping gekennzeichnet, eingebettet in ein relativ gut integriertes »Selbst«, das zur Selbstreflektion und empathischen Interaktion fähig ist sowie eine ausgeprägte Fähigkeit zu exekutiven Funktionen aufweist. Im Gegensatz dazu drückt sich ein schwerwiegenderes Ausmaß der Schädigung durch einen Mangel der Integration von Strukturen des »Selbst« (also der bestehenden RR und RRP) sowie durch verminderte Fähigkeiten im Bereich der Selbstreflektion und Problemen, die mit einem Mangel an kohärentem und kontinuierlichen Identitätsbewusstsein einhergehen (Kerr 2005; Ryle 1997b; Ryle 2004). Eine solche Störung drückt sich typischerweise durch extremen psychologischen Stress aus, der zu stressabhängiger Dissoziation in verschiedene Zustände des Selbst (»self-states«) oder zu extremen Copingstrategien führen kann. Die Dissoziation kann hierbei als ein basaler Mechanismus aufgefasst werden, durch den traumatische, missbrauchende und deprivierende zwischenmenschliche Erfahrungen einen schädigenden Einfluss auf das sich entwickelnde »Selbst« ausüben. Die Schädigung geschieht hierbei im Kontext einer neurobiologischen Vulnerabilität, z. B. im Sinne einer gestörten Impulskontrolle oder einer Dissoziationsneigung in Gegenwart traumatischer Erlebnisse (Ryle und Kerr 2002).

Diese Art der Konzeptualisierung der Borderline-Persönlichkeitsstörung bietet einen Erklärungsansatz für die breite psychopathologische Varianz des Störungsbildes. Im Detail kann hierdurch die Tendenz erklärt werden, in stressreichen Situationen abrupt und unerwartet zwischen verschiedenen Zuständen des Selbst (und den mit ihnen assoziierten RR und RRP) zu wechseln (Pollock et al. 2001). Diese starken Wechsel in den Zuständen des Selbst stellen eine der größten Herausforderungen in der Arbeit mit Patienten mit Borderline-Persönlichkeitsstörung dar. Sie haben auch zur Folge, dass diese Patienten oft als »schwierig« oder »nicht therapierbar« angesehen werden, vor allem, wenn den jeweiligen Therapeuten kein kohärentes Modell zur Erklärung dieser interaktionellen Besonderheiten vorliegt. Einen weiteren Vorteil in der Behandlung der Borderline-Persönlichkeitsstörung bietet der explizite und robuste Beziehungsrahmen der CAT, der Erklärungen für die der Störung eigenen, herausfordernden Beziehungsdynamiken, sowohl im individuellen als auch systemischen Kontext, anbietet. Das Modell der CAT bietet auch eine gemeinsame Sprache für therapeutische Teams und idealerweise auch für andere Mitglieder von Helfersystemen. Dies ermöglicht den Beteiligten, fachlich angemessene Antworten (anstelle von therapeutischem Agieren) auf »problematisches« oder

»herausforderndes« Verhalten anhand kontextueller Umformulierungen (Aktivierung von RR) von Patienten zu finden, selbst wenn sich Patienten derzeit nicht in formeller Psychotherapie befinden. Durch die Nutzung dieser Sprache sollen auf der einen Seite Anspannungen, Spaltungen oder gar Burn-out (Caruso et al. 2013; Thompson et al. 2008) im Team reduziert und auf der anderen Seite die Patientenversorgung verbessert werden.

Commitment und Therapietreue in der CAT

Die Borderline-Persönlichkeitsstörung hat einen direkten, ungünstigen Einfluss auf die Fähigkeit junger Menschen, Zugang zu und Nutzen aus Helfersystem zu ziehen. Die Schwierigkeit im Einhalten von vereinbarten Terminen oder andere Formen von therapiestörenden Verhaltensweisen sind bei Patienten mit Borderline-Persönlichkeitsstörung zu erwarten und sollten nicht sofort als Verweigerung der Behandlung interpretiert werden. Das HYPE-Programm setzt einen Fokus auf die initiale Commitmentarbeit, um potentielle Patienten zunächst über die Grundlagen und Inhalte der Therapie sowie über die Kosten und Nutzen einer Teilnahme bzw. Nicht-Teilnahme zu informieren. Dabei wird oftmals eine Vielzahl unbegründeter Ängste ausgeräumt. Initial werden Patienten für eine Dauer von sechs Wochen über verschiedene Kontaktkanäle zur Teilnahme am Programm motiviert. Dies erfolgt z. B. über wöchentliche Telefongespräche, Briefe und sogar Hausbesuche, wenn es angemessen erscheint. Personen, die in diesem Zeitraum nicht für eine Teilnahme gewonnen werden können, werden mit der gleichzeitigen Einladung entlassen, sich erneut vorzustellen, wenn sie soweit sind. Dabei wird eine klare Absage immer respektiert, wenn nicht zwingenden psychiatrischen Indikationen Vorrang zu geben ist.

Unsere klinische Erfahrung zeigt, dass die meisten Jugendlichen Behandlungen beginnen und schnell wieder abbrechen und Kurzzeittherapien deshalb eher bevorzugt werden. Die Vorstellung einer »zeitlich limitierten« oder »intermittierenden« Therapie bei Menschen mit Persönlichkeitsstörungen findet zunehmend Rückhalt in der Literatur (Paris 2007). Die zeitliche Begrenzung der CAT schließt aber keinesfalls weitere CAT-Therapiezyklen aus. Diese können z. B. zur Komplettierung des 16-Sitzungen-Modells genutzt werden, oder es können weitere Sitzungen als »Booster« vereinbart werden. Die CAT betont die Wichtigkeit eines einvernehmlichen Endes der Therapie, welches für gewöhnlich auch erreicht werden kann. Patienten, die ein reguläres Ende erreichen (im Gegensatz zu denen, die die Therapie abgebrochen haben), werden normalerweise nach einem weiteren Follow-up-Termin aus der Therapie entlassen. Das Erfüllen des Therapievertrages schließt dabei nicht aus, dass weitere Sitzungen oder praktische Unterstützung in Krisensituationen angeboten werden, bis sich die jungen Menschen für eine vollständige Entlassung bereit fühlen. Idealerweise unterscheiden sich diese außertherapeutischen Angebote von der eigentlichen Therapie in Bezug auf den Fokus, die Sitzungslänge (kürzere Sitzungen sind möglich) und auch dadurch, dass ein anderer Therapeut sie anbieten könnte. In der Praxis hat sich gezeigt, dass der Bedarf nach solchen außertherapeutischen

Sitzungen meist eher gering ist; sie sind vor allem im Umgang mit Hochrisikopatienten oder wenn weitere Bezugspersonen große Sorgen haben nützlich. Ziel bei Therapieende ist, dass die Autonomie der Betroffenen bedeutend gestärkt wurde und die Abhängigkeit vom Gesundheitswesen, welche bei Patienten mit Borderline-Störungen oft auch zu iatrogenen Schäden führen kann, deutlich reduziert ist.

Einbindung der Familie

Familienkonflikte sind ein weit verbreitetes Charakteristikum bei Borderline-Persönlichkeitsstörungen im Jugendalter. 37 % aller 16-jährigen HYPE-Patienten leben nicht mit ihren leiblichen Eltern zusammen (Chanen et al. 2007), bei den 19-jährigen HYPE-Patienten sind es sogar 57 % (Chanen et al. 2009). Dem Willen der meisten Adoleszenten entsprechend, werden die HYPE-Interventionen meistens im Einzelsetting durchgeführt. Dennoch werden die Familie oder andere Bezugspersonen unter Berücksichtigung der Schweigepflicht sowie der möglichen zeitlichen Ressourcen in die Diagnostik, Behandlungsplanung und Psychoedukation mit einbezogen. Das primäre Ziel dieses Einbezugs der Familie ist, dass die Teilnahmebereitschaft und Änderungsmotivation im Patienten gestärkt werden. Wenn es erforderlich ist, dann können im Rahmen des HYPE-Programms auch in begrenzter Zahl Familieninterventionen angeboten werden, die dann entweder vom Bezugstherapeuten oder ggf. auch einem anderen HYPE-Therapeuten durchgeführt werden. Die Grundlage dieser Interventionen ist das allgemeine CAT-Modell. Das Ziel solcher Familiensitzungen ist meistens die Verbesserung der Kommunikation untereinander, die Förderung der familiären Problemlösefähigkeiten sowie Elternanleitungen zur Unterstützung der künftigen Teilnahmebereitschaft und Änderungsmotivation ihres Kindes.

Psychoedukation, Stigma und Diskriminierung

Die Diagnose der Borderline-Persönlichkeitsstörung wird in HYPE mit vorsichtigem Optimismus kommuniziert. Dieser basiert auf der Tatsache, dass sich Eigenschaften der Borderline-Persönlichkeitsstörung im natürlichen Verlauf der Adoleszenz regelhaft verbessern (Chanen et al. 2008) sowie den empirischen Daten, die eine Wirksamkeit des HYPE-Programms belegen (Chanen et al. 2008; Chanen et al. 2009), aber auch auf der Kenntnis der natürlichen Limitationen der angebotenen Interventionen. Ein Merkmal der Borderline-Persönlichkeitsstörung im Jugendalter besteht darin, dass die Störung in diesem Alter (anders als bei den meisten Erwachsenen mit Borderline-Persönlichkeitsstörung) nur selten bereits mit einer feindlichen wechselseitigen Beziehung zum Gesundheitswesen verbunden ist. Daher ist der Bedarf iatrogene Komplikationen rückgängig zu machen gering. Defensive bis hin zu diskriminierenden institutionellen Vorgehensweisen, wie z. B. die Verweigerung einer stationären Behandlung, sind meist nicht notwendig.

Erreichbarkeit in Krisen und stationäre Behandlung

In unserer Einrichtung (Orygen, Australien) wird dem Kriseninterventionsteam für außerhalb der Dienstzeiten eine schriftliche Handlungsanweisung für den Krisenfall, die für jeden einzelnen Patienten erstellt wurde, elektronisch zur Verfügung gestellt. Diese beinhaltet spezifische Probleme und Ziele des Patienten, die aktuelle Therapieplanung sowie spezifische Anweisungen für das Krisenmanagement. All diese Dinge werden mit dem Patienten gemeinsam entwickelt. Das primäre Ziel des HYPE-Programms ist, dass für den Alltag angemessene Selbstfürsorge- und Selbstmanagementskills entwickelt werden und sich somit das Risiko iatrogener Schädigung minimiert. Eine stationäre Behandlung wird nur in Erwägung gezogen, wenn alle ambulanten Behandlungsmöglichkeiten ausgeschöpft sind. Die stationäre Aufnahme ist freiwillig, wird nur selten überhaupt nötig und wenn, dann ist der Aufenthalt kurz und hat ganz spezifische Ziele. Die HYPE-Therapeuten arbeiten mit den Stations- und Krisenteams zusammen, um eine enge, gemeinsame Kommunikation in Bezug auf den Patienten zu ermöglichen. Dabei sollen mögliche Kollusionen mit den Problemen des Patienten minimiert und die Zielerreichung während Aufenthalts erleichtert werden.

Behandlungstreue und Supervision

Behandlungstreue und wesentliche Aspekte der fortschreitenden Behandlung (z. B. Diagnostik, Erstellung von Therapieplänen, Anwesenheit, Engagement und Risikomanagement) werden wöchentlich überwacht. Wie auch bei anderen Therapieverfahren zur Borderline-Persönlichkeitsstörung üblich, ist im HYPE-Programm die Supervision ein fester Bestandteil. Die Supervision soll die Therapeuten unterstützten, ihnen Zeit zum Reflektieren geben und somit insgesamt einen hohen Qualitätsstandard gewährleisten. Die CAT Supervision findet wöchentlich in Kleingruppen statt (2–3 Teilnehmer). Zusätzlich gibt es alle zwei Wochen eine Fallbesprechung in Intervisionsgruppen. Die zweiwöchig stattfindende individuelle Supervision gibt Raum für die detaillierte Diskussion von Herausforderungen bei der Erreichung von Behandlungszeilen, welche unter Umständen zusätzliche oder neue Gedanken und Pläne erfordern.

Entlassung

Ein explizites Ziel des HYPE-Programms ist der Ausbau von unterstützenden Helfersystemen und Netzwerken, unabhängig vom Gesundheitswesen, und somit die Vermeidung von langfristigen, womöglich wenig hilfreichen Kontakten mit dem Gesundheitssystem. Dies steht jedoch oftmals in Konflikt mit dem hohen Behandlungsbedürfnis von Patienten mit Borderline-Persönlichkeitsstörung (Chanen et al. 2007) sowie ihrer Intoleranz gegenüber dem Alleinsein. Für die Zeit nach der Entlassung werden oftmals externe und nicht psychologisch-psychiatrisch geführte Netzwerke empfohlen (z. B. Jugendhilfe etc.). Die Patienten werden zudem ermutigt, die neu erlernten Fähigkeiten aus der Therapie zunächst anzuwenden und erneute psychotherapeutische Unterstützung erst frühestens nach dem 6-Monats-Follow-Up aufzusuchen. Dieses Vorgehen schließt ein ggf. erforderliches psychiatrisches Fallmanagement oder die Behandlung anderer psychischer Störungen nicht aus, jedoch ist dies auch eher selten nötig.

Obwohl die CAT ein in Großbritannien entwickeltes Programm ist (dort gibt es nunmehr schon mehrere tausend CAT-BehandlerInnen), so wird es inzwischen auch in vielen europäischen Ländern sowie in Neuseeland und Australien angewendet. In den letzten Jahren wurden diese Länder durch die *International Cognitive Analytic Therapy Association* (ICATA) verbunden. In allen beteiligten Ländern wird die CAT in der Routineversorgung der Borderline-Persönlichkeitsstörung bei Erwachsenen genutzt, in einigen (z. B. Australien) auch für die Behandlung von betroffenen Jugendlichen. Ebenfalls sind in all diesen Ländern Trainings für die »Einführungs-« und »Behandler-« Level verfügbar. In manchen Ländern (z. B. Großbritannien oder Finnland) ist eine »staatliche Registrierung« auf einem fortgeschrittenen Psychotherapielevel möglich. Details zu den Ausbildungsterminen stehen auf der Homepage www.acat.me.uk zur Verfügung.

Fallbeispiel: Madison

Madison, eine 17-jährige Schülerin, lebte mit ihren Eltern am Stadtrand einer großen Stadt. Sie wurde direkt aus der Notaufnahme zu uns verwiesen, nachdem sie eine Tablettenüberdosis (Paracetamol, Ibuprofen und Zopiclon) mit Alkohol eingenommen hatte. Sie berichtete, dass sie sich habe umbringen wollen, weil ihr Freund ihre 3-jährige Beziehung beenden wollte.

Madison berichtete auch, sie habe im vergangenen Jahr zunehmend stärkere und anhaltende depressive Symptome gehabt, immer häufiger suizidale Gedanken gehabt und auch mindestens einen weiteren Suizidversuch unternommen. Weiterhin habe sie sich immer wieder an Armen und Bauch geritzt. Zeitgleich seien auch Episoden mit strikter Diät oder starken Essanfälle gegeben. Dadurch habe sie 20 kg zugenommen. Madison verneinte Angstzustände sowie manische oder psychotische Störungen in der Vergangenheit. In ihrer Kindheitsentwicklung ließen sich keine Anzeichen von Unaufmerksamkeit oder Hyperaktivität erkennen.

Ihre Symptome traten vor dem Hintergrund langjähriger instabiler Beziehungen, impulsiver Verhaltensweisen (Spontankäufe, Konsum von Alkohol und Marihuana, Essanfälle), affektiver Instabilität, Gefühlen der Leere und immer wiederkehrenden Episoden der Derealisation, die von einigen Minuten bis zu einer Stunde andauerten, auf. Auch berichtete sie seit 3–4 Jahren schwankend leichte depressive Symptome, Motivationsverlust, Gefühle der Wertlosigkeit und suizidale Gedanken zu haben. Madison begann im Alter zwischen 13–15 Jahren Zigaretten und Marihuana zu rauchen und mit ihren Freunden bis zu dreimal die Woche exzessiv Alkohol zu konsumieren. In der letzten Zeit sei solch impulsiver Substanzmissbrauch nur noch vorgekommen, wenn sie sich wertlos oder wütend gefühlt habe (wöchentlich).

Madison war die älteste von drei Schwestern, die in einer intakten Familie aufgewachsen war. Die Schwangerschaft ihrer Mutter war geplant. Ihre Eltern beschrieben sie als ein entspanntes Baby und berichteten, dass es in ihrer Kindheit keine besonderen Auffälligkeiten gegeben habe. Madisons Vater war bei der Armee und die Familie musste häufig umziehen und mit finanziellen Herausforderungen kämpfen. Der Vater war oft monatelang von zu Hause weg, die Mutter arbeitete halbtags außer Haus. Dadurch verbrachten Madison und ihre Schwestern viel Zeit bei befreundeten Armeekollegen oder Nachbarn. Manchmal waren sie auch ganz allein und ohne Betreuungsperson. Madison musste oft die Schule wechseln, weshalb ihre Leseschwäche erst in der 4. Klasse entdeckt wurde. Mit 11 Jahren gestand sie, dass ein männlicher Babysitter sie vor einigen Jahren sexuell missbraucht hatte, woraufhin sie sechs Sitzungen beim Kinder- und Jugendpsychiater erhielt.

Die Familie ließ sich an einem Ort nieder, als Madison die weiterführende Schule erreichte und ihre dritte Schwester geboren wurde. Madisons Schwierigkeiten wurden immer gravierender und ihre Eltern reagierten darauf mit zunehmender Kontrolle und Verboten. Madison ihrerseits reagierte mit immer rebellischeren Verhaltensweisen, die wiederum die Ängste und autoritären Handlungsweisen ihrer Eltern verschlimmerten. Sie begann sich mit einem 16-jährigen Jungen zu treffen und brach die Schule ab. Danach lief sie einige Tage von zu Hause weg, konsumierte Drogen und wurde erneut Opfer eines sexuellen Übergriffs. Schließlich wurde sie für sechs Monate durch das Jugendamt in Obhut genommen. Dies ermöglichte erst, dass Madison wieder in die Schule ging und sich die Konflikte mit den Eltern ausreichend beruhigen konnten, so dass sie wieder nach Hause zurückkehren konnte.

Behandlung

Madison erhielt das Standard HYPE-Programm inklusive 24 CAT-Sitzungen, psychologischem Fallmanagement sowie allgemeiner psychiatrischer Behandlung. Das initiale Fallmanagement beinhaltete zwei Einzelsitzungen mit Madison und ein gemeinsames Elterngespräch. Inhalte dieser Termine waren die Vorstellung des Therapieprogramms sowie die Durchführung von Diagnostik und Psychoedukation. Nach etwa der Hälfte der Therapie besuchte ihr Therapeut auch ihre Schule, um die Versetzung in die letzte Klasse der weiterführenden Schule zu erleichtern.

Die gemeinsamen Behandlungsziele waren vor allem die Behandlung der schweren Depression, die Reduktion ihrer Risikoverhaltensweisen sowie das Verstehen von Beziehungsmuster, die mit ihren Stimmungseinbrüchen und Essanfällen in Zusammenhang standen.

Madison hatte regelmäßig stattfindende psychiatrische Kontakte während ihrer 10-monatigen Behandlungsphase, die Teil des teambasierten Versorgungsansatzes sind. Eine zusätzliche Behandlung mit Antidepressiva wurde zu Beginn ihrer Behandlung besprochen, doch lehnte Madison diese ab. Sie erhielt während ihrer gesamten Behandlung keine Psychopharmaka.

Die ersten vier CAT-Sitzungen fokussierten sowohl auf ihre aktuellen Schwierigkeiten als auch auf ihre Entwicklungserfahrungen. Madison war beim Bearbeiten ihrer Familienbeziehungen sehr zurückhaltend, was ihren Therapeuten dafür sensibilisierte, bei diesem Thema besonders vorsichtig zu sein. Oft antwortete sie auf die Fragen des Therapeuten mit Aussagen wie »es war alles gut« und betonte, dass sie wüsste, dass ihre Eltern sie liebten und umsorgten. Für gewöhnlich folgte auf diese Aussagen ein unklares Schweigen, währenddessen sie manchmal äußerte, dass sie nicht verstehen könne, warum sie sich so schlecht fühle.

Madisons Zurückhaltung beim Besprechen früherer Erfahrungen wurde eingehend exploriert, besonders die Tatsache, dass sie von einer hohen Wahrscheinlichkeit ausging, verurteilt oder kritisiert werden zu können. Madison erkannte, dass sie von ihren Eltern gelernt hatte, sich hohe Ziele zu setzen, sich jedoch bei Nicht-Erreichen dieser Ziele rasch als Versagerin zu bewerten.

Das erste Beziehungsmuster (reziproke Rolle), das eindeutig identifiziert werden konnte, beinhaltete, dass Madison andere als *kontrollierend, kritisierend und zurückweisend* wahrnahm (► **Abb. 7.1**). Anfänglich konnte sie nur erklären, dass sie sich als Antwort auf dieses Beziehungsmuster überwältigt, verärgert, wütend und »nicht gut genug« fühlte. Weitere Begriffe, die diese Gefühle am besten ausdrücken konnten, wurden hinzugefügt und über die nächsten Sitzungen verändert, damit sie den Zustand ihres Selbst und die daraus resultierenden Antworten besser abbilden konnten.

Madison erkannte, dass sie anderen bereits mit der Erwartung gegenübertrat, dass sie für ihre Anstrengungen ohnehin kritisiert werden würde. Dies führte dazu, dass sie immer mehr Situationen vermied, bei denen sie eine derartige Bewertung befürchtete. Die Thematisierung ihres Substanzmissbrauchs zeigte, dass dieser ein hocheffektiver Weg für Madison war, um schwierigen emotionalen Stress zu vermeiden. Nach und nach konnte sie sich jedoch einzugestehen, dass diese Strategie nur eine kurzfristige Wirkung hatte. Sie war überrascht davon, dass ihre Risikoverhaltensweisen und ihr Substanzmissbrauch auf andere als »außer Kontrolle« wirken könnten; und andere damit dazu verleitete, sie in Zukunft noch mehr zu kontrollieren. Die Exploration der dyadischen Natur von Beziehungsmustern war für Madison eine neue Erfahrung, die sie für die weitere Arbeit stark motivierte.

Die Exploration der Beziehungsmuster in den ersten Sitzungen war spannend und ermöglichte es dem Therapeuten, einige dieser Muster zu nutzen, um die Sitzungen gemeinschaftlich und offen zu gestalten und um Madison ein Gefühl von gemeinsamer Exploration ihrer Erfahrungen zu vermitteln. Dies war Madisons vorläufige diagrammatische Umformulierung (► **Abb. 7.1**), wie sie im weiteren Verlauf der Therapie entwickelt wurde.

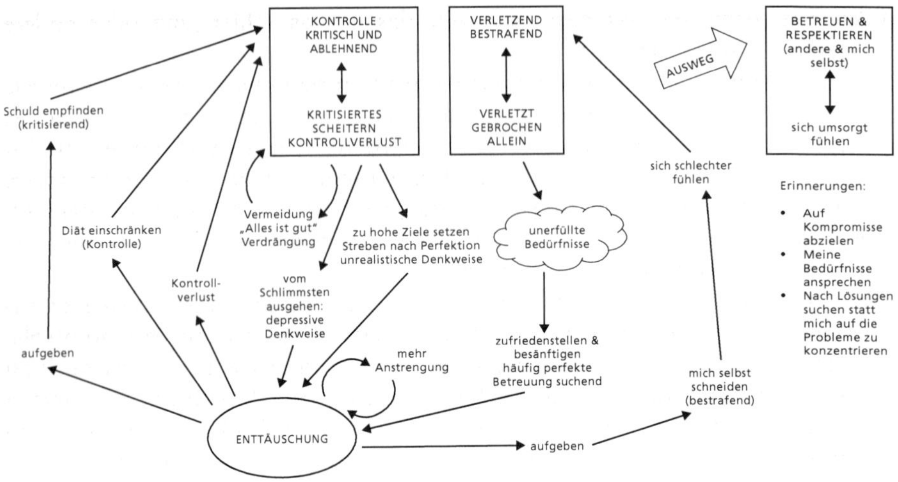

Abb. 7.1: Madisons fortschreitende diagrammatische Umformulierung

Madison wurde sich nicht nur ihrer familiengeschichtlichen Beziehungsmuster bewusst, sie konnte auch zunehmend über die Probleme mit ihrem aktuellen Freund sprechen, der die Einweisung vorgenommen hatte. Madison berichtete, dass die Beziehung die ersten zwei Jahre sehr gut verlaufen sei, sie und ihr Freund aber in den letzten 18 Monaten mehrere Male die Beziehung beendet hatten und es dann erneut miteinander versuchen wollten. Sie erkannte, dass sie die meiste Zeit damit verbracht hatte, zu befürchten, dass er die Beziehung wieder beenden könnte, weshalb sie ständig versuchte ihn zu beschwichtigen, in der verzweifelten Hoffnung, dass er ihre Liebe erwidern würde und sie sich »perfekt umsorgt« fühlte.
Weitere Gespräche ergaben, wie sich die zweite reziproke Rolle (*Verletzung und Bestrafung – verletzt, niedergeschlagen, einsam*) internalisierte und wie diese RR in ihrem Umgang mit sich selbst (z. B. wenn sich Madison sich wie ein Versager fühlte) oder im Umgang anderer mit ihr (z. B. als Reaktion auf ihr impulsives Risikoverhalten) aktiviert wurde. Beispiele umfassten die eigene verbale Misshandlung beim Versagen von Diäthalten oder nach Wutausbrüchen. Umgekehrt aber auch, wenn sie wütend und bestrafend mit ihren Schwestern, ihrer Mutter oder ihrem Freund umging. Im weiteren Verlauf erkannte Madison, dass sie viel Zeit mit depressiven Gedanken und Schulgefühlen verbrachte sowie über Selbstbestrafung oder sogar Selbstmord nachzudenken.

Madison entwickelte ein Verständnis dafür, dass sich diese Muster in ihrer Kindheit auf dem Boden einer hohen Sensibilität gegenüber den Sorgen und der Isolation der eigenen Mutter entwickeln konnten. Sie hatte früh gelernt, wie sie ihre Mutter zufrieden stellen konnte, indem sie ihre jüngeren Schwestern beschützte und auf sie aufpasste. Da die Familie so oft umzog, wurde Madison auch gut darin, schnell neue Freunde zu finden. Nichts desto trotz hatte sie auch gelernt, dass sie anderen nicht vorbehaltlos vertrauen konnte, denn sie erwartete jederzeit, dass etwas schief ging oder andere Menschen sie zurückwiesen.

Madison erkannte auch, dass sie sich rasch schuldig fühlte, wenn sie das Gefühl hatte, anderen oder sich selbst nicht gerecht zu werden (z. B. in der Schule gut zu sein) und dann oft Selbstbestrafungen durchführte. Hierbei wurde sie zunehmend verbittert und rebellisch. Es wurde für sie einfacher, »herausragend schlecht« zu sein als gut. Sie machte die Erfahrung, dass Alkohol und Drogen ihre Gefühle und Sorgen schnell und effektiv, wenn auch nur für eine kurze Zeit, mindern konnten.

Außerdem stellte sie fest, dass ihr rebellisches und riskantes Verhalten unerwartete Konsequenzen hatte. Es führte zum einen zu stärkerer Kontrolle oder Einschränkungen (unter anderem von Seiten des Vaters), aber auch zu einer deutlichen Zurückweisung durch andere, wie z. B. Lehrern und einigen Gleichaltrigen. Ihr Verhalten führte auch zu einer deutlichen Vernachlässigung der Schule, was wiederum zu verstärkter Selbstkritik hinsichtlich ihrer Ziele im Leben führte.

Diese Gespräche und Entdeckungen wurden gemeinschaftlich in Madisons »Umformulierungsbrief« festgehalten, welcher ihr in der 4. Sitzung laut vorgelesen wurde.

Ausschnitte aus Madisons Umformulierungsbrief

Liebe Madison,

wir haben versucht nachzuvollziehen, wie deine Gefühle der Trauer, Wut und Depression begonnen haben. Als wir uns das erste Mal begegnet sind, hattest du das Gefühl, dass du so nicht weitermachen kannst und gerade versucht, dir das Leben zu nehmen.

Du erinnerst dich, dass du in der Kindheit aufgrund deines Vaters, der bei der Armee arbeitete, viel umziehen musstest. Die Familie musste dabei oft zusammenhalten, wurde jedoch immer wieder von Freunden und Verwandten, die deine Eltern hätten unterstützen können, getrennt. Du hast immer das Gefühl, deine Mutter schützen zu müssen; vor allem, weil du weißt, dass es sehr anstrengend für sie war, oft über lange Zeit allein auf dich und deine Schwester aufzupassen, während dein Vater mit der Armee unterwegs war. Du fühlst, dass sie wirklich versucht hat, dir ihre Aufmerksamkeit und Fürsorge zukommen zu lassen; doch du siehst auch, dass sie sich sehr oft auf dich verlassen hat. Auf der einen Seite hast du dich dadurch vielleicht besonders gefühlt; allerdings hat es bei dir auch bewirkt, dass du immer mehr und mehr von dir selbst erwartest. Du hast dich immer angestrengt, deine Mutter stolz zu machen, indem du die richtigen Dinge getan hast und das »perfekte Kind« warst, von dem du dachtest, dass sie es so haben wollte. Ich vermute, dass, je mehr sie sich auf dich verlassen hat, desto mehr hast du versucht die Unterstützung zu sein, die sie anscheinend benötigte? Wenn du diese Ansprüche mal nicht erfüllen konn-

test oder nicht erkannt hast, was sie wollte, hast du begonnen dich schuldig zu fühlen und wütend auf dich zu werden. Es scheint, als hättest du hohe Erwartungen darin entwickelt, was du erreichen solltest. Was auch immer du angefangen hast, es musste perfekt sein, und wenn es das mal nicht war, regtest du dich auf und wurdest wütend auf dich selbst. Vielleicht war das dein Weg, um mit der unbeständigen Welt des andauernden Umziehens umzugehen. Dies führte auch zu den andauernden Gefühlen von Unzufriedenheit und Freudlosigkeit, denn die Dinge waren niemals gut genug und du gabst dir oft selbst die Schuld daran.

Als du älter wurdest, übernahmst du noch mehr Verantwortung in der Unterstützung deiner Mutter und fühltest dich auch immer schuldiger dafür, dass auch du eigene Bedürfnisse hattest. Sogar wenn andere Personen dich verletzt haben, verdecktest du diese Gefühle beschämt und beschuldigtest dich selbst.

In der weiterführenden Schule fühltest du dich gefangen und unglücklich. Du warst es so leid, immer das »gute Mädchen« zu sein. Um deine traurigen Gefühle abzuwenden und wieder Herr der Lage zu sein, fingst du an auf der Straße herumzuhängen und Marihuana zu rauchen – obwohl durch dieses Verhalten alles nur noch schlimmer wurde. Du hattest das Gefühl, dass dich deine Eltern nur noch kritisierten, beschuldigten oder unangemessene Anforderungen an dich stellten. Du wurdest wütend und dachtest, dass du ebenso gut auch gehen und all die schlechten Dinge machen könntest, derer sie dich anklagten! Als du 14 Jahre als warst, eskalierte die Situation schlussendlich. Nach einem Streit in der Schule ranntest du von zu Hause weg, schliefst eine Woche lang wo auch immer es möglich war und verbrachtest die Zeit kiffend mit deinen Freunden. Deine Eltern versuchten dich immer wieder zurück in die richtige Spur zu bringen. Ihr hattet viele hitzige Diskussionen, doch du hattest den Eindruck, dass du gegen sie kämpfen und ihnen widerstehen musstest.

Für sechs Monate wohntest du dann mit Tina und ihrer Familie, wo du dich viel besser verstanden fühltest. Es wurden einige Versuche unternommen, euch als Familie wieder zum Reden zu bringen; und deine Eltern ließen dich wissen, dass sie dich liebten und dich wieder zurück zu Hause haben wollten. Du erkanntest, dass die Dinge nicht so gut gelaufen waren und arbeitetest hart daran, endlich etwas zur Ruhe zu kommen. Im Einzelnen hast du mit dem Kiffen aufgehört und hast deine Wut etwas besser in den Griff bekommen. Als Tina dann wegzog, änderte sich erneut alles für dich.

Du bist wieder nach Hause zu deinen Eltern gezogen und ihr habt einen Neuanfang miteinander gewagt. Erst hast du es mit einer Ausbildung versucht, aber bist dann doch zurück in die 11. Klasse der Schule gegangen. Die meiste Zeit fühltest du dich niedergeschlagen und nichts konnte dich glücklich machen. Mit der Zeit entwickeltest du Essanfälle, wenn du dich aufgeregt hast. Nach einem Essanfall warst du nur noch enttäuschter von dir und fühltest dich schuldig. Das machte es für dich immer schwieriger, anderen Menschen deine Wut zu zeigen, sodass du gelernt hast, sie immer besser in dich einzuschließen. Du hast auch gelernt, dich von deinen Gefühlen zu distanzieren und wie aus der Vogelperspektive von außen auf dich selbst hinabzuschauen. Du wurdest so gut darin, deine Gefühle zu unterdrücken oder abzuspalten, dass andere häufig gar nicht mehr so richtig wussten, was du jetzt eigentlich fühlst. Dieser Umstand hielt die anderen zwar davon ab, sich in deine Angelegenheiten einzumischen, jedoch hatte es auch zur Folge, dass sie dich nicht unterstützen konnten. Indem du die Menschen um dich herum immer weiter weggestoßen hast, hast du verhindert, dass sie sich weiter um dich kümmern und dich unterstützen konnten, obwohl du dir das eigentlich oft gewünscht hast. Die Konsequenz war, dass du dich meist sehr einsam gefühlt hast.

Es scheint, dass dir die Beziehung zu Will in den vergangenen Jahren und während der ganzen Höhen und Tiefen sehr wichtig war. Als ihr euch kennengelernt habt, schien er so perfekt zu sein. Er war älter als du, aufregend und alles schien so gut zu sein. Du hattest das Gefühl, dass du der Mittelpunkt seines Lebens bist und das war genau das, was du dir erhofft hattest. Nach einigen Monaten stelltest du fest, dass er nicht immer so interessiert an dir war, wie du an ihm. Er wollte zunehmend mehr Zeit mit seinen Freunden anstatt mit dir verbringen und du fühltest dich wenig beachtet und ignoriert. Je mehr du ihn sehen wolltest, desto mehr stieß er dich weg. Wieder hast du die Gefühle in dir weggeschlossen, damit er nicht bemerkte, wie es dir damit ging. Dadurch wurdest du aber nur noch mehr enttäuscht.

Als du dann vor einem Jahr die Beziehung beendet hast, warst du so zerstört, dass du begonnen hast, dich selbst zu bestrafen, ganz so, als wärest du irgendwie eine »schlechte« Person. Ob durch Essanfälle, Selbstschädigung oder dadurch, dass du es allen anderen recht gemacht hast, keine dieser Lösungen führte bei dir zu einer besseren Stimmungslage. Es war eher so, dass du dich immer noch schlechter fühltest und die Situation als ausweglos wahrgenommen hast.

Madison, ich habe den Eindruck, dass du zwar einige Erfahrungen von Fürsorge gemacht hast z. B. durch deine Mutter oder andere, du diese Fürsorge aber oft als »nicht genug« empfindest und oft auf die »perfekte Fürsorge« hoffst. Dies führt häufig zu Enttäuschungen und Verzweiflung, da du nicht bekommen kannst, was du dir eigentlich erhoffst. Gleichzeitig sind deine Erwartungen an dich selbst so hoch, dass du dich oft selbst zurück stellst oder enttäuscht von dir bist. Deine bisherigen Lösungsansätze waren Selbstbestrafung und Vermeidung, und sie führten dich nur immer weiter in die Depression und nicht hinaus aus dem Teufelskreis.

Liebe Grüße,
(Therapeut)

Die darauffolgenden zwei Sitzungen verpasste Madison. Sie sagte später, dass sie einen Nebenjob angenommen hatte, den sie nach der Schule ausübte und in der ganzen Aufregung darüber vergessen hätte anzurufen, um die Termine abzusagen. Trotzdem, oder vielleicht auch gerade deshalb, wurde

eine Unterhaltung darüber möglich, dass Madison sich womöglich von dem Brief kritisiert gefühlt hatte. Ebenfalls konnten sie und ihr Therapeut über die wechselseitigen Bedürfnisse für die weitere Behandlung sprechen. Es resultierte die Absprache, dass sie in der Zukunft versuchen würde, abzusagen und Termine rechtzeitig zu verschieben.
Die mittlere Phase der Therapie wurde genutzt, um die anfänglich entdeckten Muster weiter zu explorieren und im Detail zu beschreiben. Hierdurch konnte ein tieferes Verständnis erzielt werden, wie diese Muster sich entwickelt haben und wie sie in den Beziehungen mit sich selbst und anderen aktiviert wurden.

Madison fokussierte sich auf aktuelle Themen, wie die Beziehung zu ihrem Freund, das Vollenden der weiterführenden Schule sowie ihr Gewicht. Sie konnte ihre eigenen Muster zunehmend gut beobachten und arbeitete daran neue Strategien zu entwerfen. Sie war auch dazu in der Lage, die therapeutische Beziehung zu reflektieren und auszudrücken, was sie sich davon erhoffte. Sie konnte zunehmend akzeptieren, dass sie in bestimmten Situationen von ihrem Therapeuten herausgefordert wurde, vor allem wenn sie ein bestimmtes Thema vermeiden wollte.

Während Madison zunehmend vertrauensvoller wurde, sich öffnete und über die aktivierten Beziehungsmuster reflektierte, hob sich auch ihre Stimmung und ihre riskanten Verhaltensweisen gingen zurück. Sie war besser dazu in der Lage, ihre hohen Erwartungen in Frage zu stellen, insbesondere in Bezug auf ihre schulischen Leistungen, und konnte klarer ausdrücken, was sie sich von anderen wünschte.

Als die letzte Sitzung immer näher rückte, äußerte Madison Bedenken darüber, ob sie wohl dazu in der Lage wäre, alles zu bewältigen, wenn sie aus der Therapie entlassen wird. Trotz allem war sie sehr stolz auf alles, was sie erreicht hatte und wollte die begonnene Arbeit, bestärkt durch ihren Therapeuten, nach Beendigung der Therapie erst einmal selbstständig weiterführen.

Eine der größten Herausforderungen, die Madison gegen Ende der Therapie zu bewältigen hatte, war die Anwendung ihrer neuen Strategien in Bezug auf ihre häufig auftretenden Essanfälle. Sie versuchte sich, im Gegensatz zu andauerndem Diäthalten, auf eine gesunde Nahrungsaufnahme zu fokussieren und eine wertungsfreie und akzeptierende Haltung gegenüber ihrer Enttäuschung über ihr Gewicht und ihren Körper aufzubauen. Zum Ende der Therapie hin konnten die Essanfälle reduziert, aber nicht vollständig überwunden werden, weshalb Madison ziemlich enttäuscht war.

In der letzten Sitzung las ihr Therapeut Madison ihren Abschiedsbrief (vgl. Madisons Abschiedsbrief) vor, der eine therapeutische Zusammenfassung über Madisons Fortschritte während der Therapie darstellte. Madison lehnte es ab, einen eigenen Abschiedsbrief zu schreiben und wählte stattdessen die mündliche Besprechung ihrer Erfahrungen in der letzten Sitzung. Madison wurden vier Follow-up-Termine angeboten, von denen sie nur die ersten zwei (einen und zwei Monate nach Entlassung) annahm. Die anderen zwei Termine lehnte sie ab.

Ausschnitte aus Madisons »Abschiedsbrief«

Liebe Madison,

vom ersten Tag an habe ich bei dir den Eindruck gewonnen, dass du ein starkes Interesse daran hattest, dein Leben besser in den Griff zu bekommen und zunehmend gelernt hast, selbst auch an deinen Themen zu arbeiten. Ich habe gesehen, wie du immer besser darin wurdest, die Menschen wissen zu lassen, was du denkst und was du brauchst; und du hast geübt, wie du durchsetzungsfähiger sein kannst. Zunehmend warst du dazu in der Lage, mir zu verstehen zu geben, wenn du dir über die Richtung, die unser Gespräch genommen hatte, unklar warst. Ebenfalls hast du gelernt mir mitzuteilen, wenn du das Bedürfnis hattest, über ein bestimmtes Thema noch mehr sprechen zu wollen. Du hast dich auch damit beschäftigt, welche deiner Freunde dich wirklich so behandeln, wie du es dir von deinen Freunden eigentlich wünscht. Das ist eine wichtige Fertigkeit, die jeder erlernen muss, und ich bin voller Zuversicht, dass du diese Fähigkeiten in der Zukunft noch weiter entwickeln wirst.

Vergangene Woche sagte ich zu dir, dass ich das Gefühl habe, dass diese Therapie nur der Anfang sei. Nicht, dass du jetzt dein Leben lang in Therapie sein wirst, sondern vielmehr der Anfang eines Lebens, in dem du stets reflektieren wirst, was gut für dich ist und was nicht. Für dich ist es in vielerlei Hinsicht ein Neubeginn, der sowohl beängstigend als auch aufregend sein wird. Ich hoffe, dass du auf diese Zeit als eine Zeit zurückblickst, in der du einige Fertigkeiten erlernt hast, die dir für dieses Leben noch nützlich sein werden.

Trotz allem gibt es immer noch einige Aspekte in deinem Leben, die weiterhin mehr Arbeit und Aufmerksamkeit benötigen als andere. Ich frage mich, ob du wohl noch immer auf deine innere kritische Stimme hören musst, die dazu neigt deine Erfolge herunterzuspielen und dich deine harten Anstrengungen nicht genießen lässt? Ich hoffe sehr, dass du die Stimme immer mehr verstummen lassen und du deine Erfolge etwas mehr genießen kannst!

Madison, du warst sehr zuverlässig und sorgfältig und das zeigte mir, dass du mit hohem Pflichtbewusstsein bei der Sache warst, auch wenn es nicht immer einfach war. Ich weiß, dass du eine sehr zielorientierte Person bist und diese Eigenschaft wird dich durch die kommenden Höhen und Tiefen tragen. Deine stark ausgeprägt fürsorgliche Seite hat mich stark beeindruckt. Du siehst Unrecht und Ungerechtigkeit und möchtest etwas dagegen unternehmen. Ich denke, dass die Welt mehr Menschen wie dich gut gebrauchen könnte!

Letzte Woche sprachen wir über deine gemischten Gefühle, die bei dem Gedanken an das Therapieende in dir aufgekommen sind. Auch ich werde unsere Treffen vermissen und freue mich schon auf unsere Follow-Up-Sitzung, in der du mir dann von den neuesten Entwicklungen berichten kannst. Ich weiß auch, dass es für dich ein großer Erfolg war, dass du die Therapie durchgestanden hast, und ich möchte dir aufrichtig dazu gratulieren, dass du das hier alles so gut gemeistert hast. Ich bin sicher, dass du manche Monate voller Zweifel, Trauer und Zukunftsängsten erleben wirst, aber auch hier bin ich zuversichtlich, dass du diese Zeiten überwinden wirst.

Ich wünsche dir nur das Beste,
(Therapeut)

Nachwort der Autoren

Orygen, das Nationale Exzellenzzentrum für Adoleszentenpsychiatrie, erhält Spenden aus einem unbegrenzten philanthropischen Stipendium der »Colonial Foundation« in Melbourne, Australien.

Andrew Chanen erhielt Forschungsgelder vom »National Health and Medical Research Council", dem »Australian Research Council", der »Victorian Health Promotion Foundation", dem »New South Wales Department of Health" sowie »Melbourne Health".

Ian Kerr erhielt Lizenzgebühren aus den Publikationen zur CAT und Teilnahmegebühren aus der Arbeit als CAT-Trainer.

Die Autoren betonen, dass keine weiteren finanziellen Interessen vorliegen.

Literatur

Caruso R, Biancosino B, Borghi C, Marmai L, Kerr IB, Grassi L (2013) Working With the 'Difficult' Patient: The Use of a Contextual Cognitive-Analytic Therapy Based Training in Improving Team Function in a Routine Psychiatry Service Setting. Community Mental Health Journal, Epub ahead of print. DOI: 10.1007/s10597-012-9579-x

Chanen AM, Jackson HJ, McCutcheon L, Dudgeon P, Jovev M, Yuen HP, McGorry PD (2008) Early intervention for adolescents with borderline personality disorder using Cognitive Analytic Therapy: a randomised controlled trial. British Journal of Psychiatry, 193(6): 477-484.

Chanen AM, Jackson HJ, McCutcheon L, Dudgeon P, Jovev M, Yuen HP, McGorry PD (2009) Early intervention for adolescents with borderline personality disorder: a quasi-experimental comparison with treatment as usual. Australian and New Zealand Journal of Psychiatry, 43(5): 397-408.

Chanen AM, Jovev M, Jackson HJ (2007) Adaptive functioning and psychiatric symptoms in adolescents with borderline personality disorder. Journal of Clinical Psychiatry, 68(2): 297-306.

Chanen AM, Jovev M, McCutcheon L, Jackson HJ, McGorry PD (2008) Borderline personality disorder in young people and the prospects for prevention and early intervention. Current Psychiatry Reviews, 4(1): 48-57.

Chanen AM, McCutcheon L, Germano D, Nistico H, Jackson HJ, McGorry PD (2009) The HYPE Clinic: An early intervention service for borderline personality disorder. Journal of Psychiatric Practice, 15(3): 163-172.

Chanen AM, McCutcheon L (2013) Prevention and early intervention for borderline personality disorder: current status and recent evidence. British Journal of Psychiatry, 202 (54): 24-29.

Kerr IB (2005) Cognitive analytic therapy. Psychiatry, 4(5): 28-33.

Paris J (2007) Intermittent Psychotherapy: An Alternative to Continuous Long-Term Treatment for Patients with Personality Disorders. Journal of Psychiatric Practice, 13 (3): 153-158.

Pollock PH, Matthew B, Clarke S, Dorrain A, Ryle A (2001) The Personality Structure (PSQ): A Measure of the Multiple Self States Model of Identity Disturbance in Cognitive Analytic Therapy. Clinical Psychology and Psychotherapy, 8(1): 59-72.

Ryle A (1997a) Cognitive analytic therapy of borderline personality disorder: the model and the method. New York, NY: John Wiley & Sons.

Ryle A (1997b) The structure and development of borderline personality disorder: a proposed model. British Journal of Psychiatry, 170: 82-87.

Ryle A (2004) The contribution of cognitive analytic therapy to the treatment of borderline personality disorder. Journal of Personality Disorders, 18(1): 3-35.

Ryle A, Fawkes L (2007) Multiplicity of selves and others: cognitive analytic therapy. Journal of Clinical Psychology, 63(2): 165-174. DOI: 10.1002/jclp.20339

Ryle A, Kerr IB (2002) Introducing Cognitive Analytic Therapy. Chichester: John Wiley & Sons.

Thompson AR, Donnison J, Warnock-Parkes E, Turpin G, Turner J, Kerr IB (2008) Multidisciplinary community mental health team staff's experience of a 'skills level' training course in cognitive analytic therapy. Int J Ment Health Nurs, 17(2): 131-137.

8 Quo vadis Borderline-Persönlichkeitsstörung? – Zusammenfassung und Ausblick

Michael Kaess und Romuald Brunner

Zusammenfassung

> Die Borderline-Persönlichkeitsstörung ist im Jugendalter eine schwere psychische Erkrankung mit einer hohen Inanspruchnahme von Hilfen.

Die verschiedenen Beiträge im Buch machen deutlich, dass die Borderline-Persönlichkeitsstörung nicht nur im Erwachsenenalter, sondern auch im Jugendalter eine besonders schwere und rasch chronifizierende psychiatrische Störung darstellt. Die Borderline-Persönlichkeitsstörung zeigt ihre schwerste Symptomatik in der Adoleszenz und im frühen Erwachsenenalter und ist insbesondere in dieser Lebensspanne durch eine ausgeprägt hohe Inanspruchnahme, nicht nur von psychiatrischen Versorgungseinrichtungen sondern auch der ärztlichen Primärversorgung, gekennzeichnet. Während in der ärztlichen Primärversorgung meist die körperlichen Folgen von selbstverletzenden und suizidalen Handlungen im Fokus stehen, sind die psychiatrischen Versorgungseinrichtungen nicht nur durch die selbstschädigenden Leitsymptomatik, sondern durch den hohen Komplexitätsgrad der Symptomatologie und der assoziierten Umfeldproblematik besonders betroffen und gefordert.

> Die Heterogenität der Störung stellt für Kliniker oftmals eine diagnostische Herausforderung dar.

Die verschiedenen Diagnosekriterien und zahlreichen Kombinationsmöglichkeiten zeigen bereits an, dass die Diagnose einer Borderline-Persönlichkeitsstörung keine einheitliche Phänomenologie widerspiegelt. Die häufige Komorbidität mit anderen psychiatrischen Störungen (z. B. depressiven Störungen, Essstörungen, Angststörungen, posttraumatischen Belastungsstörungen und weiteren Persönlichkeitsakzentuierungen oder -störungen) verstärkt die Heterogenität des Krankheitsbildes zusätzlich. Einzelne Symptome, die jeweils ein Diagnosekriterium repräsentieren, wie zum Beispiel das der affektiven Instabilität, der Impulsivität oder des selbstschädigenden Verhaltens (Selbstverletzungen, Substanzkonsum, bulimische Episoden) sind auch im Kontext sogenannter Adoleszenzkrisen anzutreffen. Die Frage, ob auch solche Adoleszenzkrisen grundsätzlich Ausdruck seelischer Störungen sind oder auch als Normvarianten des Erlebens und Verhaltens in dieser Lebensphase aufgefasst werden können, ist noch nicht abschließend beantwortet. Zunehmend klar scheint jedoch, dass die Symptome einer Borderline-Persönlichkeitsstörung (im Sinne übergreifender Denk-, Fühl- und Verhaltensmuster) ausreichend gut von einer Adoleszentenkrise abzugrenzen sind, was aufgrund der prognostischen sowie therapeutischen Implikationen auch dringend erforderlich ist.

Die Nicht-Diagnosestellung der Borderline-Persönlichkeitsstörung führt oft zu keiner oder zur falschen Behandlung.

Im Verlauf der Erkrankung sind sowohl Häufung also auch mehrfacher Wechsel von psychiatrischen Diagnosen charakteristisch für die Borderline-Persönlichkeitsstörung und spiegeln die wechselnde Leitsymptomatik und die oftmals daraus resultierenden Unsicherheiten der Diagnostiker und Kliniker wider. Diese Ausgangslage weist auf die besonderen Schwierigkeiten hin, für diese komplexe Symptomatik ein adäquates Diagnose- und/oder Behandlungskonzept zur Verfügung zu stellen. So führt die fluktuierende Leitsymptomatik der Borderline-Störung zu wechselnden Behandlungsansätzen – und immer noch häufig zu nicht rationalen Interventionen – im Krankheitsverlauf, was sich auch insgesamt ungünstig für den Verlauf der Erkrankung auswirken kann. Das Spektrum reicht von einer nicht indizierten Pharmakotherapie bis hin zu übermäßig restriktiven Behandlungsformen – aber auch bis hin zur Aufgabe oder gar Verweigerung von dringend notwendigen Behandlungsbemühungen.

Früherkennung und Frühbehandlung der Borderline-Persönlichkeitsstörung sind notwendig und machbar.

In dieser hier erstmalig ausführlich beschriebenen Rationale zur Früherkennung und Frühintervention der Borderline-Persönlichkeitsstörung wird hervorgehoben, dass nur ein frühzeitiges Erkennen einer solchen Störung in der Kindheit und Adoleszenz uns dazu befähigt, präventive Maßnahmen und frühzeitige Implementierungen evidenz-basierter Interventionen umzusetzen. Analog zu anderweitigen psychiatrischen (z. B. der Schizophrenie) und somatischen Erkrankungen erscheinen Initiativen zur Früherkennung und -behandlung auch bei der Borderline-Persönlichkeitsstörung zwingend. Voraussetzung ist die Anerkennung der Validität und klinischen Nützlichkeit der Diagnose bei allen mit diesem Erkrankungsbild konfrontierten Professionen. Meinungen zur Nicht-Therapierbarkeit führten früher zu einem therapeutischen Nihilismus und haben die Stigmatisierung dieses Patientengutes weiter gefördert. Defizite in der klinischen Ausbildung und eine unzureichende Transformation von Erkenntnissen aus der Wissenschaft haben die Bereitstellung von effektiven Behandlungsmaßnahmen insbesondere auch in der Behandlung bei Jugendlichen mit einer Borderline-Persönlichkeitsstörung erheblich behindert. Hervorzuheben sind in diesem Zusammenhang besonders iatrogene Schädigungen durch nicht indizierte Polypharmakotherapien oder erheblich restriktive und prolongierte stationäre Behandlungen. Dabei handelt es sich hier um Patienten, die nach heutigem Kenntnisstand bei entsprechenden adäquaten therapeutischen Einflussnahmen eine zunehmend bessere Prognose aufweisen als erwartet. Dennoch gibt es eine substantielle Gruppe, die von einer hohen Chronizität, fortwährendem Suizidrisiko und gravierenden psychosozialen Funktionseinschränkungen betroffen ist, was uns letztlich zeigt, dass wir mit unseren Bemühungen noch lange nicht dort sind, wo wir gerne wären.

Früherkennung muss bereits in der Primärversorgung stattfinden, dafür braucht es Kenntnis der Symptomatik sowie möglicher vorhandener Warnzeichen bei Jugendlichen.

Auch außerhalb des psychiatrisch/psychologischen Berufsfeldes muss eine Aufklärung (Kaess et al., 2014) über mögliche Warnzeichen für das Vorliegen einer Borderline-Persönlichkeitsstörung insbesondere auch im primärärztlichen Dienst erfolgen, da hier häufig Jugendliche z. B. mit selbstschädigenden Verhaltensweisen vorgestellt werden und den dortigen Mitarbeitern dann die Aufgabe zukommt, betroffene Jugendliche und ihre Familien zur Aufnahme adäquater therapeutischer Hilfen zu motivieren. Als Warnzeichen (Kaess et al., 2014) gelten:

Warnzeichen für eine mögliche Diagnose einer Borderline-Persönlichkeitsstörung im Jugendalter

- Repetitives selbstverletzendes Verhalten und Selbstmordversuche
- Impulsive Risikoverhaltensweisen (z. B. Alkoholexzesse, Drogenmissbrauch, riskantes Sexualverhalten)
- Mischung aus einem hohen Niveau von internalisierenden (Depression, Angst) und externalisierenden Symptomen (Verhaltensprobleme, Aufmerksamkeitsdefizit/Hyperaktivitätsstörungs-Symptome)
- Häufige Wutausbrüche und störendes Verhalten
- Häufige zwischenmenschliche Probleme und Konflikte (einschließlich instabiler Beziehungen)
- Sehr geringes Selbstwertgefühl, Identitätsunsicherheiten, fehlende Ziele im Leben

Die Diagnose der Borderline-Persönlichkeitsstörung sollte multimodal gestellt werden, um eine besonders akkurate Diagnosestellung zu erreichen.

Eine valide klinische Diagnostik sowie Klassifikation sind unabdingbare Voraussetzungen für die Früherkennung und frühzeitige Interventionen, um das so gravierende psychiatrische Krankheitsbild wirksam behandeln zu können. Eine reliable Diagnosestellung der Borderline-Persönlichkeitsstörung ist essentiell und wird dadurch begünstigt, dass die zur Verfügung stehenden sowie neuentwickelten klinischen Interviews in den letzten Jahren in der Anwendung erprobt wurden. Zusätzlich wurden Selbstberichtsfragebögen entwickelt, die auch die altersspezifischen Variationen der Borderline-Symptomatik im Kindes- und Jugendalter erfassen. Hervorzuheben ist im Bereich der klinischen Interviews das »Childhood Interview für DSM-IV Borderline-Persönlichkeitsstörung«. Bei den psychometrischen Messskalen kann die deutschsprachige Adaptation des Borderline Personality Questionnaires (Henze et al. 2013) zum Einsatz bei Jugendlichen kommen. Die Borderline Personality Feature Scale for Children (BPFSC; Sharp et al. 2011), die derzeit von der Arbeitsgruppe an der Universität Basel einer Validitätsuntersuchung unterzogen wird (▶ **Kap. 3**), wird das Spektrum der deutschen Instrumente auch auf den Bereich der Kinder ausweiten. Für eine akkurate Diagnostik der Borderline-Persönlichkeitsstörung sollte am ehesten eine multimodale Diagnostik bestehend aus klinischer Einschätzung, Fremdanamnese und strukturierten Interviews (begleitet von Selbstberichtsfragebögen) eingesetzt werden.

Die Übersicht (▶ **Kap. 3**) über die kategorialen und dimensionalen Messinstrumente zur Diagnosesicherung bzw. zur Beurteilung des Schweregrades oder der assoziierten Leitsymptome der Borderline-Persönlichkeitsstörung weist auf das Vorhandensein und die robuste klinische Tauglichkeit der zur Verfügung stehenden Instrumente hin. Die hier vorgestellten Instrumente sollten sowohl zur Standardausstattung aller klinisch tätigen Psychologen, Psychotherapeuten und Ärzte gehören als auch frühzeitig in die klinisch-diagnostische Ausbildung der genannten Berufsgruppen aufgenommen werden. Eine klinische Beurteilung gestützt durch standardisierte Untersuchungsverfahren, die von Selbstberichtsinstrumenten bis hin zu umfangreichen strukturierten klinischen Interviews reicht, verschaffen dem Kliniker Sicherheit – und vor allem verschafft deren Anwendung dem Patienten Sicherheit, nämlich auf der Basis einer validen Diagnostik ein indiziertes störungsspezifisches Behandlungsangebot zu erhalten.

> Persönlichkeitsstörungen werden zwar kategorisch klassifiziert, sind aber eigentlich ein dimensionales Konstrukt.

Es gibt deutliche Hinweise aus klinischen und populationsbasierten Studien, dass die Borderline-Persönlichkeitsstörung ein dimensionales Konstrukt ist und auch unterschwellige klinische Symptome von klinischer Bedeutsamkeit sind. Auch wenn bisher kein Konsens darüber besteht, welches dimensionale Modell zukünftig Anwendung finden soll, sprechen mehrere Faktoren für den dimensionalen Ansatz:

1. Jugendliche mit einer Borderline-Persönlichkeitsstörung können sehr viel genauer als bisher klinisch charakterisiert werden;
2. subklinische Symptomatiken können leichter identifiziert und klassifiziert werden;

3. Veränderungen in der Borderline-Persönlichkeitsstörung-Symptomatologie können im Verlauf der Erkrankung sensitiver identifiziert werden;
4. therapeutische Interventionen können am einzelnen Patienten individueller ausgerichtet werden (vgl. Kaess et al. 2014).

Es gibt bewährte psychotherapeutische Verfahren zur Behandlung der Borderline-Persönlichkeitsstörung oder ihrer Symptome bei Jugendlichen.

Neben dieser Rationalen wurden auch die Grundprinzipien der Frühintervention im Jugendalter beschrieben sowie die derzeit drei häufigsten umfassenden Psychotherapiekonzepte (Dialektisch-Behaviorale Therapie für Adoleszente, DBT-A; Integratives Therapiekonzept für Jugendliche mit Identitätsstörungen, AIT; Kognitiv-Analytische Therapie für Jugendliche, CAT; ▶ **Kap. 5–7**) zur Behandlung von Jugendlichen mit einer Borderline-Persönlichkeitsstörung ausführlich vorgestellt. Gleichzeitig wurde die empirische Befundlage referiert unter der Fragestellung, ob diese Ergebnisse schon handlungsanleitend für die Früherkennung und Frühintervention sein könnten. Auch wenn der aktuell vorhandene Evidenzgrad noch nicht an die Befundlage im Bereich der Borderline-Persönlichkeitsstörung bei Erwachsenen heranreicht, so deuten nahezu alle verfügbaren Daten auch eine gute Therapierbarkeit des Störungsbildes im Jugendalter und ein hohes Potential der Frühintervention hin.

> Indizierte Prävention der Borderline-Persönlichkeitsstörung ist derzeit ein vielversprechender Ansatz der Frühintervention.

Die Entwicklung von empirisch abgesicherten Präventionsprogrammen sowie von Interventionsstrategien bei von dieser Störung betroffenen Kindern und Jugendlichen erscheint besonders dringlich, da insbesondere dieses Krankheitsbild ein sehr häufiges wie auch gravierendes ist, verbunden mit ausgeprägten psychosozialen Funktionseinschränkungen sowie einer substantiellen Suizidrate. Interventionen zu einem Zeitpunkt, wo die Persönlichkeitsentwicklung noch einer großen Reifung durch vielfältige soziale und biologische Reifungsprozesse unterworfen ist, erscheinen in diesem Zeitfenster besonders günstig, um dieser häufig chronifizierenden Erkrankung wirksam begegnen zu können. Chronifizierungsprozesse, die vor allem auch durch eine Zunahme ausgeprägter Komorbididäten (z. B. Substanzmissbrauch) und schweren sozialen Funktionseinschränkungen begleitet sind, erschweren im fortschreitenden Krankheitsverlauf die therapeutischen Einflussnahmen.

Nur wie könnten präventive Ansätze aussehen? Eine universelle Präventionsstrategie, die per Definitionem die gesamte Bevölkerung miteinbezieht, ist derzeit nicht zu rechtfertigen, da die Erkrankung für so eine Strategie nicht ausreichend häufig vorkommt und es weiterhin unklar ist, ob und wenn ja in welcher »Dosis« eine Intervention angemessen wäre. Ebenso erscheint eine selektive Prävention, die z. B. Jugendliche mit Risikofaktoren einer Borderline-Persönlichkeitsstörung zum Ziel ihrer Bemühungen macht, derzeit nicht praktikabel, da die meisten Risikofaktoren, die mit einer Borderline-Persönlichkeitsstörung assoziiert sind (wie z. B. belastende Kindheitserlebnisse) unspezifisch und auch mit anderen psychiatrischen Krankheitsbildern häufig assoziiert sind. Daher erscheint die sogenannte indizierte Prävention derzeit die einzig realisierbare Form der Prävention für die Borderline-Persönlichkeitsstörung. Analog dem Staging-Modell in der somatischen Medizin, richtet sich dabei die Art und Dosis der Intervention nach der Art und Schwere der aktuellen Funktionseinschränkungen sowie deren prognostischer Bedeutung.

Dieser Ansatz zielt auf jene einzelnen Anzeichen und Symptome, die wesentliche Aspekte des Borderline-Persönlichkeitsstörung-Phänotyps widerspiegeln und die in seiner Charakteristik dem späteren Erscheinungsbild in der (späteren) Adoleszenz oder Erwachsenalter entspricht. Bestimmte Charakteristiken wie Temperaments- und Persönlichkeitsmerkmale, internalisierte und externalisierte psychopathologische Symptome und auch einzelne spezifische Borderline-Persönlichkeitsstörung-Diagnosekriterien können in diesem Konzept als Vorläuferkandidaten für die auffälligen Anzeichen und Symptome gelten. Beispiele hierfür können bestimmte Merkmale wie disruptives Verhalten, Selbstverletzung, Substanzmissbrauch und depressive Symptome, die mit den diagnostischen Merkmalen einer Borderline-Persönlichkeitsstörung einhergehen, sein (vgl. Kaess et al., 2014). Aus diesen Erkenntnissen kann geschlussfolgert werden, dass nicht nur das Vollbild einer Borderline-Persönlichkeitsstörung mit einer störungsspezifischen Therapie behandelt werden sollte, sondern auch bereits Symptome oder Symptomkonstellationen, die häufig im Kontext einer Borderline-Persönlichkeitsstörung gesehen werden und mit Hilfe von modifizierten Behandlungsansätzen, die ursprünglich für die Borderline-Persönlichkeitsstörung entwickelt wurden, gewinnbringend eingesetzt werden können.

Ausblick in die weitere Forschung

> Eine spezifische Entwicklungspsychopathologie der Borderline-Persönlichkeitsstörung ist noch unzureichend konzeptualisiert und empirisch geprüft.

Liegen für die theoretischen Modelle zur Entstehung der Borderline Erkrankung bereits hinreichend empirisch gesicherte Ergebnisse vor? Neben Umwelt- und insbesondere familiären Einflüssen werden genetische/neurobiologische Faktoren sowie Persönlichkeits- und Temperamentsfaktoren eine große Bedeutsamkeit zugeschrieben. Auch wenn biografische Belastungen (▶ **Kap. 1 und 2**) als wesentliche Risikofaktoren gelten, sind sie jedoch weder spezifisch noch hinreichend für die Genese einer Borderline-Persönlichkeitsstörung im Jugendalter. Die im Kapitel 2 beschriebenen neurobiologischen Auffälligkeiten stehen vermutlich nicht direkt mit einer Borderline-Persönlichkeitsstörung in Verbindung, sondern stehen eher indirekt mit der Störung in Beziehung, z. B. über neurobiologische Veränderungen, die mit einer erhöhten Impulsivität oder gestörten Stressregulation in Verbindung gebracht werden. Das Problem der Spezifität sollte in den kommenden Jahren auf verschiedenen Ebenen angegangen werden:

1. Durch Vergleiche mit klinischen Kontrollgruppen können unspezifische Krankheitseffekte von spezifischen Risikofaktoren oder Entstehungsmechanismen der Borderline-Persönlichkeitsstörung abgegrenzt werden;
2. aufgrund des deutlichen Zusammenhangs von negativen Kindheitserlebnissen und der Borderline-Persönlichkeitsstörung muss die Forschung sich zukünftig auch mit dem Vergleich von Jugendlichen mit Borderline-Persönlichkeitsstörung und traumatisierten, aber psychopathologisch unauffälligen Jugendlichen beschäftigen. Hierbei besteht die Frage, ob Korrelate der Borderline-Persönlichkeitsstörung nicht auch Ausdruck schwerwiegender Kindheitsbelastungen sein können. Diese Art der Forschung beinhaltet auch eine Chance zur näheren Untersuchung von Vulnerabilität und Resilienz hinsichtlich der Ausbildung einer Persönlichkeitsstörung;
3. ein dimensionaler Ansatz der Borderline-Persönlichkeitsstörung erlaubt in Zukunft die Untersuchung der Korrelate einer Borderline-Persönlichkeitspathologie über alle diagnostischen Krankheitsentitäten hinweg. Die Symptomatik der Borderline-Persönlichkeitsstörung könnte hier als ein sogenannter »Endophänotyp« untersucht werden, der transdiagnostisch deutliche Korrelationen zu umweltbedingten oder neurobiologischen Variablen aufzeigt;
4. auch die Forschung zur Borderline-Persönlichkeitsstörung wird sich in den kommenden Jahren mit der zunehmenden Infragestellung unserer aktuell gültigen psychiatrischen Klassifikationen auseinandersetzen müssen. Die exakte Charakterisierung der assoziierten Veränderungen von bestimmten Funktionsbereichen, z. B. unter Nutzung der sogenannten Research Domain Criteria (RDoC; Insel et al. 2010, S. 748 ff.), wird auch in diesem Feld zu neuen Erkenntnissen führen, und letztlich vielleicht auch zu neuen Definitionen und Klassifikation des jetzigen Störungsbildes.

Ursache oder Folge der Borderline-Persönlichkeitsstörung – das ist hier die Frage.

Aufgrund der mangelnden prospektiven Studien bleibt zusätzlich meist unklar, ob die berichteten Umweltvariablen oder gar die neurobiologischen Auffälligkeiten eine Ursache, einen Effekt oder eine Begleiterscheinung der Borderline-Persönlichkeitsstörung darstellen (Kaess et al. 2014). Besonders bei der Untersuchung chronifizierter Erwachsener mit einer Borderline-Persönlichkeitsstörung lassen sich umweltbedingte oder neurobiologische Prädisposition oftmals kaum mehr von Begleiterscheinungen der Langzeiterkrankung unterscheiden. Zudem werden viele mögliche Bereiche, die in der Entwicklungspsychopathologie eine Rolle spielen könnten, noch weitestgehend unabhängig voneinander beforscht, sodass die Identifikation von komplexen Interaktionen und Regelkreisen dieser Faktoren bisher nicht möglich war. Hier könnten in der Zukunft die folgenden Entwicklungen eine Bereicherung darstellen:

1. alleine die Erforschung junger Menschen mit Erstdiagnose einer Borderline-Persönlichkeitsstörung erscheint wertvoll, um Effekte einer häufig stattfindenden Chronifizierung möglichst gering zu halten;
2. große Längsschnittstudien, die die Entwicklungspsychopathologie der Borderline-Persönlichkeitsstörung vom Kindes- bis ins Erwachsenenalter darstellen können, sind notwendig; mit Hilfe solcher Längsschnittstudien können Prädiktoren und Moderatoren in der Genese der Borderline-Persönlichkeitsstörung näher bestimmt werden;
3. die Betrachtung verschiedener Umweltvariablen und neurobiologischer Systeme in einem Forschungsdesign ermöglichst die Untersuchung von Interaktionen. Die Zeit der »Nature versus Nuture«-Debatte ist vorbei. So erhoffen wir uns auch einen deutlichen Fortschritt insbesondere durch eine Methodenkombination, die das gesamte Spektrum moderner neurowissenschaftlicher Methoden umfasst.

Grundlagenforschung und klinische Forschung müssen näher zusammen rücken.

Um eine Früherkennung und Frühintervention zu ermöglichen, bedarf es einer Kombination von klinischer Forschung mit neurowissenschaftlicher Grundlagenforschung um z. B. aufzuklären, ob individuelle »unterschwellige« Symptome bei Jugendlichen oder auch Risikoverhaltensweisen tatsächlich in das Vollbild einer Borderline-Persönlichkeitsstörung im weiteren Lebenslauf münden. Die Identifikation von möglichen sowohl umweltbedingten als auch neurobiologischen Prädiktoren einer solchen Entwicklung könnte die Spezifität der Früherkennung deutlich verbessern sowie die resultierenden Maßnahmen der Frühintervention an das jeweilige Risikoprofil anpassen. Die Folge wäre eine zunehmend »individualisierte« Medizin, wie sie im Bereich der somatischen Erkrankungen bereits immer mehr betrieben wird.

Eine Kombination aus Grundlagenforschung und klinischer Forschung erscheint unerlässlich, um nicht nur die Ätiologie, sondern auch die Wirkmechanismen von Interventionen beschreiben zu können. Wenn wir davon ausgehen, dass psychotherapeutische Interventionen letztlich grundlegende Mechanismen der Erkrankung verändern, dann müsste sich das letztendlich auch in Veränderungen der assoziierten Neurobiologie niederschlagen. Erste Befunde aus dem Erwachsenenbereich sind hier vielversprechend.

Der empirische Wirksamkeitsnachweis der Frühbehandlung von Borderline-Persönlichkeitsstörungen steht noch aus.

Trotz der zunehmend klaren Datenlage zu den Möglichkeiten von Früherkennung und -Intervention stehen noch einige zu erbringende Wirksamkeitsnachweise aus, und es wird maßgebliche Aufgabe der Forschung sein, diese in den kommenden Jahren zu liefern:

1. eine generelle Verbesserung der methodischen Qualität der Studien auf dem Gebiet ist notwendig. Randomisiert kontrollierte Studiendesigns mit adäquaten Kontrollgruppen müssen hier das Ziel sein;
2. bisherige Wirksamkeitsnachweise beziehen sich auf sehr kurze Nachbeobachtungszeiträume. Da wir postulieren, dass Frühbehandlung vor allem für den Langzeitverlauf entscheidend sein könnte, müssen zukünftige randomisiert-kontrollierte Studien die Teilnehmer bis ins Erwachsenenalter (mindestens Ende der dritten Lebensdekade) nachverfolgen;
3. bisherige Studien konzentrierten sich oftmals besonders auf eine Reduktion der akuten Symptome der Borderline-Persönlichkeitsstörung, z. B. Selbstverletzung und Suizidalität. Noch ist jedoch unklar, ob sich derzeitige Maßnahmen zur Frühbehandlung auch vorteilhaft auf die besonders nachhaltigen Symptome der Störung (Identitätsstörung, Instabilität in den zwischenmenschlichen Beziehungen) auswirken. Noch weniger klar ist, ob Frühintervention das psychosoziale Funktionsniveau wirklich langfristig anheben kann, was letztlich die Grundidee des gesamten Ansatzes wäre;
4. größtenteils unklar sind, wie auch in vielen anderen Bereichen, die letztlich wirksamen Bestandteile der Frühbehandlung von Borderline-Persönlichkeitsstörungen sowie die exakten Wirkmechanismen. Modulare Studiendesigns und Anstrengungen im Bereich der therapeutischen Prozessforschung müssen daher auch im Bereich der Frühintervention von Borderline-Persönlichkeitsstörungen Einzug halten.

Ausblick in die weiteren Entwicklungen von Diagnostik und Behandlung

Trotz der erheblichen Erkenntnisgewinne und Fortschritte, die im Bereich der Borderline-Persönlichkeitsstörungen im Jugendalter in den letzten Jahren erzielt wurden, fehlen in großen Teilen noch der Transfer und die Dissemination dieser Fortschritte in die klinische Versorgung. Die wesentlichen Herausforderungen, die sich im Rahmen der Frühbehandlung von Borderline-Persönlichkeitsstörungen für die klinische Versorgung ergeben, sollen hier nochmals thematisiert werden.

> Langfristig brauchen wir entwicklungsadaptierte Kriterien für Persönlichkeitsstörungen.

Frühe Interventionen für Persönlichkeitsstörungen verlangen nach einer frühen Entdeckung! Durch die zunehmende Erforschung der Borderline-Persönlichkeitsstörung im Jugendalter wissen wir, dass sich die Symptommuster von denen der Erwachsenen unterscheiden (Kaess et al. 2014). Akutere und reaktivere Symptome (z. B. Selbstverletzung, riskantes und impulsives Verhalten) dominieren das klinische Bild dieser Störung im Jugendalter. Störungen der zwischenmenschlichen Beziehungen und der Identität, welche als Kernprobleme unter Erwachsenen angesehen werden, können Jugendliche seltener identifizieren; jedoch bleibt unklar, ob diese Probleme seltener in jungen Jahren auftreten oder ob Jugendliche mehr Schwierigkeiten mit der Reflexion dieser Probleme haben. Letzteres wäre nicht überraschend, bedenkt man, dass Jugendliche gar nicht die Möglichkeit haben, sich an dutzende schwierige Beziehungen oder eine Dekade ihrer Zukunftsplanung zu erinnern. Ein tieferes Verständnis der Auswirkung des Alters auf die Kriterien der Borderline-Persönlichkeitsstörung zu erlangen und möglicherweise sogar entwicklungsadaptierte Kriterien der Borderline-Persönlichkeitsstörung zu etablieren, sollte für die Zukunft ein wichtiges Ziel sein.

> Wir brauchen ein empirisches begründetes und prospektiv getestetes Konzept für die indizierte Prävention der Borderline-Persönlichkeitsstörung.

Analog den bereits vorliegenden Konzepten zur Früherkennung und Frühintervention im Bereich der psychotischen Störungen (Yung et al. 2004) könnte es auch im Bereich der Borderline-Persönlichkeitsstörung sinnvoll sein, ein theoretisches Modell von Risikokonstellationen im Sinne eines High-Risk- und Ultra High-Risk-Modells zu entwickeln und dieses Modell im Rahmen von Längsschnittstudien einer empirischen Überprüfung zu unterziehen. Um Prädiktoren für den Verlauf sinnvoll zusammenzufassen, erscheint eine Modellbildung erforderlich. Da die Genese der Borderline-Persönlichkeitsstörung-Symptomatik insbesondere auch umweltabhängig erscheint, sollten wesentliche Umweltbedingungen (familiäre Störungen, belastende Lebensereignisse) in die Definition miteinbezogen werden. Da die hier erfassten Symptome eine hohe Überlappung mit anderen psychiatrischen Krankheitsbildern und krisenhaften Verläufen in der Adoleszenz aufweisen, sollte eine Kombination aus diesen drei Faktoren gebildet werden. Da trotz belastender Umweltbedingungen und ausgeprägter Symptomausprägung Patienten nicht immer von einem schlechten Verlauf betroffen sein müssen, erscheint auch eine adäquate Erfassung des Funktionsniveaus sinnvoll. Empirische Untersuchungen müssen zeigen, ob diese Einteilung ein sinnvolles Konstrukt darstellt.

> Vor dem Jugendalter kommt die Kindheit – wo (und auf der Basis welcher Kriterien) ziehen wir nun die Grenze bei der Diagnosestellung?

Während die Borderline-Persönlichkeitsstörung bei Jugendlichen nun als verlässliche und valide Diagnose gilt, haben wir eine neue Grenze zur Kindheit geöffnet. Manche Studien deuten bereits an, dass Merkmale von Persönlichkeitsstörungen auch bei Kindern reliabel identifiziert werden können und dass Persönlichkeitsstörungen sich über die gesamte Lebensspanne entwickeln (Tackett et al 2009). Nichtsdestotrotz ist das Thema der Altersgrenze bis heute unzureichend diskutiert und Gegenstand wissenschaftlichen Interesses.

Nur durch den Abbau von Stigma kann Früherkennung und Frühbehandlung wirklich verwirklicht werden.

Die Borderline-Persönlichkeitsstörung nicht zu diagnostizieren, steigert langfristig das Risiko der Aufrechterhaltung von Stigma und negativen Stereotypien und senkt die Aussicht auf spezifische und notwendige Interventionen (Chanen und McCutcheon, 2013). Jedoch ist die Borderline-Persönlichkeitsstörung immer noch sowohl bei professionellen Helfern als auch innerhalb von Patientengruppen stigmatisiert. Wahrscheinlich braucht es hierzu ein hohes Maß an flächendeckender Öffentlichkeitsarbeit (bis hin zu »Public health«-Kampagnen), um einen Abbau des Stigmas sowohl in der Bevölkerung als auch unter den professionellen Berufsgruppen des Gesundheitssystems (eingeschlossen Kinder- und Jugendpsychiater und Psychologen, Pädiater, pädiatrischen Chirurgen, allgemeinpraktizierende Ärzte, usw.) zu erreichen.

Erste innovative Konzepte zur Behandlung von Borderline-Persönlichkeitsstörungen im Jugendalter sind vorhanden, müssen aber stetig weiterentwickelt werden.

Wie können nun Versorgungsmodelle aussehen, die sich nicht nur Jugendliche mit dem Vollbild einer Borderline-Persönlichkeitsstörung, sondern auch mit Borderline-Symptomen und Risikokonstellationen als Behandlungsziel gesetzt haben? Hierfür steht zum Beispiel das neu entwickelte ambulante Diagnostik- und Behandlungskonzept der Ambulanz für Risikoverhalten und Selbstschädigung – AtR!Sk (Kaess et al. 2014), das Erfahrungen aus der HYPE-Klinik in Melbourne (▸ **Kap.** 4) integriert, jedoch auch über diesen Ansatz hinausgeht. Dies betrifft insbesondere auch die Integration von den Borderline-Persönlichkeitsstörungs-assoziierten Krankheitsbildern sowie eines standardisierten Screening- und Diagnostiksystems, das auch im Hinblick auf ihre ökonomische Effektivität innerhalb kürzester Zeit zu einer differentiellen Indikation für unterschiedliche Therapieverfahren kommt. Darüber hinaus ist der Zugang zu unterschiedlichen ambulanten, teilstationären und vollstationären einschließlich akutpsychiatrischen Settings gesichert. Kern dieses Konzeptes ist auch die offene Sprechstunde für Jugendliche und ihre Angehörigen, die im Sinne eines niedrigschwelligen Ansatzes auch einen schnellen Zugangsweg zu therapeutischen Hilfen bedeutet, was sich sehr gewinnbringend auf die Akzeptanz und Motivation, therapeutische Hilfen anzunehmen, auswirkt. Dennoch dürfen die klinischen Bemühungen um Fortschritt hier nicht aufhören. Es gibt immer noch diverse ungeklärte Probleme, die langfristig nur durch die intensive Zusammenarbeit von Klinikern und Wissenschaftlern behoben werden können.

Die Borderline-Persönlichkeitsstörung kommt selten allein – wie gehen wir aber bei ihrer Behandlung mit der Multikomorbidität um?

Jugendliche mit einer Borderline-Persönlichkeitsstörung zeigen in der Regel ein ausgeprägtes Maß an psychiatrischer Komorbidität (Kaess et al. 2014), was es erschwert, differenzierte Diagnosen über die Persönlichkeitsstörung dieser Personen hinaus zu erstellen. Es ist wichtig, unser Wissen über die Pathomechanismen der komorbid auftretenden Störungen zu vermehren und Richtlinien für den Umgang mit der Komorbidität bei Jugendlichen mit einer Borderline-Persönlichkeitsstörung zu entwickeln. Soll eine Depression bei Jugendlichen mit einer Borderline-Persönlichkeitsstörung dennoch mit einem SSRI behandelt werden? Welche komorbide Störung muss zuerst behandelt werden? Oder soll der Fokus unbedingt auf der Symptomatik der Borderline-Persönlichkeitsstörung selbst liegen? All diese Fragen sind nicht abschließend beantwortet und bedürfen weiterer Entwicklung.

> Spezialisierte Psychotherapie muss weiter entwickelt werden, vor allem muss sie aber auch verfügbar sein.

Im Mittelpunkt aller Frühinterventionsbemühungen stehen psychotherapeutische Konzepte, die, wie bereits bei erwachsenen Patienten, nun auch bei jugendlichen Patienten als effektiv betrachtet werden müssen, auch wenn immer noch weitere Wirksamkeitsüberprüfungen der unterschiedlichen Therapieverfahren erforderlich sind. Da solche Programme bisher jedoch weltweit noch kaum existieren, haben die meisten jungen Menschen keinen Zugang zu einer solchen Therapie. Selbst zur in Deutschland inzwischen recht etablierten DBT hat nur ein Teil der Patienten mit einer Borderline-Persönlichkeitsstörung Zugang, was für Jugendliche noch einmal mehr zutrifft. Es muss also in der Zukunft einen stärkeren Ausbau von spezialisierten Behandlungssettings für diese hochkomplexe Patientengruppe geben.

> Noch wichtiger ist die Entwicklung von grundlegenden Prinzipien zum Umgang mit frühen Borderline-Persönlichkeitsstörungen in der klinischen Routineversorgung.

Die zunehmend gute Datenlage im Erwachsenenalter zeigt jedoch auch, dass sich spezifische Psychotherapieverfahren kaum in ihrer Wirksamkeit unterscheiden und sogar gegenüber guter klinischer Standardversorgung in einigen Studien nur geringe Vorteile aufzeigen. Während diese Nachrichten für die Verfechter der störungsspezifischen Manuale enttäuschend sein dürften, so lässt sich daraus auch große Hoffnung schöpfen. Vielleicht braucht es gar nicht flächendeckend hoch spezialisierte Programme, ein Szenario, welches ja schon aus ökonomischen Gründen auch kaum realisierbar scheint. Vielleicht hilft auch gute klinische Versorgung, die einige Grundprinzipien im Umgang mit Jugendlichen mit einer Borderline-Persönlichkeitsstörung beachtet. Bis heute wissen wir nicht exakt, welche Komponenten der spezifischen Psychotherapiemanuale oder der spezialisierten Frühinterventionssettings wirklich wirksam sind und sich ggf. auch vereinfacht in die klinische Grundversorgung integrieren lassen. Das könnte aber in der Zukunft die größte Chance für die Mehrheit der Jugendlichen mit beginnender oder bereits einer voll entwickelten Borderline-Persönlichkeitsstörung sein.

Literatur

Chanen AM, McCutcheon LK (2013) Prevention and early intervention for borderline personality disorder: current status and recent evidence. Br J Psychiatry Suppl, 54: 24–29.

Henze R, Barth J, Parzer P, Bertsch K, Lenzen C, Herpertz S, Resch F, Brunner R, Kaess M (2013) Validierung eines Screening-Instruments zur Borderline-Persönlichkeitsstörung im Jugend- und jungen Erwachsenenalter – Gütekriterien und Zusammenhang mit dem Selbstwertgefühl der Patienten. Fortschritte der Neurologie und Psychiatrie, 81: 324-330.

Insel T, Cuthbert B, Garvey M, Heinssen R, Pine DS, Quinn K, Sanislow C, Wang P (2010) Research domain criteria (RDoC): toward a new classification framework for research on mental disorders. Am J Psychiatry, 167(7): 748-51.

Kaess M, Brunner R, Chanen AM (2014) Borderline Personality Disorder in Adolescence. Pediatrics, 134(4): 782–793.

Kaess M, Fischer G, Parzer P, Resch F, Brunner R (2014) Is detection and treatment of adolescent self-harm a suitable strategy for the treatment of borderline personality disorder? International Congress for Borderline Personality Disorder (Conference Abstract).

Sharp C, Mosko O, Chang B, Ha C (2011) The cross-informant concordance and concurrent validity of the Borderline Personality Features Scale for Children in a community sample of boys. Clin Child Psychol Psychiatry, 16(3): 335–49.

Tackett JL, Balsis S, Oltmanns, TF, Krueger RF (2009) A unifying perspective on personality pathology across the life span: developmental considerations for the fifth edition of the Diagnostic and Statistical Manual of Mental Disorders. Development and Psychopathology, 21(3): 687–713.

Yung AR, Phillips LJ, Yuen HP, McGorry PD (2004) Risk factors for psychosis in an ultra high-risk group: psychopathology and clinical features. Schizophr Res, 67(2-3): 131-142.

Herausgeber-/Autorenverzeichnis

Herausgeber:

PD Dr. med. Michael Kaess
Geschäftsführender Oberarzt
Klinik für Kinder- und Jugendpsychiatrie
Zentrum für Psychosoziale Medizin
Universitätsklinikum Heidelberg

Prof. Dr. med. Romuald Brunner
Leitender Oberarzt und stellv. Direktor
Klinik für Kinder- und Jugendpsychiatrie
Zentrum für Psychosoziale Medizin
Universitätsklinikum Heidelberg

Autoren:

Dr. rer. nat. Anne Kristin von Auer
Psychologische Psychotherapeutin, Fachkundenachweis für Kinder und Jugendliche
DBT-A-Therapeutin, -Trainerin, und -Supervisorin
DBT-A-Zentrum Nord
Hamburg

Professor Andrew M. Chanen
Ärztlicher Direktor
Orygen Youth Health Clinical Program
Melbourne, Australien

Dipl.-Psych. Gloria Fischer
Wissenschaftliche Mitarbeiterin
Klinik für Kinder- und Jugendpsychiatrie
Zentrum für Psychosoziale Medizin
Universitätsklinikum Heidelberg

Professor Ian Kerr
Consultant Psychiatrist and Psychotherapist and Honorary Senior Lecturer
Community Health Sheffield NHS Trust
Sheffield, United Kingdom

Dr. Luise McCutcheon
Leitende Psychologin
Orygen Youth Health Clincial Program
Melbourne, Australien

Anna-Lena Münch
Psychotherapeutin in Ausbildung
Frankfurt am Main

Prof. Dr. med. univ. Franz Resch
Ärztlicher Direktor der Klinik für Kinder- und Jugendpsychiatrie
Zentrum für Psychosoziale Medizin
Universitätsklinikum Heidelberg

Dr. med. Susanne Schlüter-Müller
Fachärztin für Kinder-/Jugendpsychiatrie und -psychotherapie
Frankfurt am Main

Prof. Dr. med. Dipl.-Psych. Klaus Schmeck
Ordinarius für Kinder- und Jugendpsychiatrie
Kinder- und Jugendpsychiatrische Klinik
Universitäre Psychiatrische Kliniken Basel